自分で作る
病態生理学 ワークノート

Pathophysiology Work Notes

改訂3版

医学博士
中元伊知郎

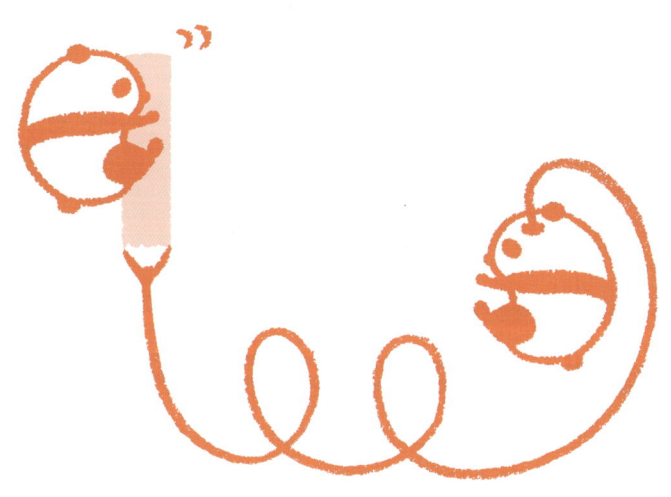

MC メディカ出版

はじめに

　本書は，主に看護学生の病態生理学サブノートとして制作していますが，卒業後，再度，病態生理学を学んでみようという現役ナースの方，全く新たに病態生理学を学んでみたい医療技術者の方の自習用教材としても使用可能です．執筆にあたり心がけた点は，

1. 基本的に，左右見開きで項目を終わる．次の見開きページに前の内容が入らないようにしている．
2. さらに，左右見開きの基本パターンは左のページに解説，右のページに図表とし，関連するものをできるだけ見開きページの中に入れている．視線をあちこちに移動することなく，集中して学習できるようにしている．
3. 問いかけに対して書き込みをしていくことにより，病態生理学的思考力を養う内容としている．
4. 単純な病態生理学でなく，同時に解剖学，生理学も学習できる内容としている．
5. 取り上げている疾患は，日常診療でよく出会うものを取り上げ，国試だけでなく，実務でも役立つ内容とした．
6. 難読漢字にはできるだけルビをふり，親しみやすくしている．

　この本の本当の作者はあなたです．情報化社会といわれ私たちの周りには情報があふれ返っています．参考書も至れり尽せりで，情報がいっぱい入っています．そのためどこが本当に重要なのか，どこを覚えればいいのか混乱してしまいます．この本はむしろ逆に情報はできるだけ制限して，大事なところが虫食いになっています．この虫食いの空欄の中に何が入るか考えながら埋めていけば，授業を受けるように学習することが可能です．さらに，欄外に自分で書き込みをして，世界に一冊だけの自分の病態生理学の本を作ってください．

　本書がみなさんの効率よい学習に役立ち，目標を達成されることをお祈りします．

　この本を書くにあたって貴重な助言をいただいた大滝利文（おおいと）先生に衷心より感謝します．

2011年3月

中元伊知郎

改訂3版 自分で作る 病態生理学ワークノート

もくじ

はじめに——3
本書の使い方——7

1 病理病態論　8

変性　8
壊死　10
萎縮　11
肥大　12
過形成　12
再生　12
化生　12
炎症　14
炎症の症状　14
炎症の分類　14
アレルギー　16
血液の循環障害　18
体液の循環障害　20
浮腫　20
腫瘍　22
腫瘍の分類　22
上皮性腫瘍　24
非上皮性腫瘍　24
腫瘍の組織型，前癌病変，小児の悪性腫瘍　26
転移　26
人間の死　28
脳死の判定基準　28
植物状態　29
創傷治癒　30
病理学検査と解剖　31
一般用語と医学用語　32

2 循環器疾患　34

心臓の構造と機能　34
ショック　36
心奇形（先天性心疾患）　38
心内膜炎　38
心弁膜症　39
心肥大　40
虚血性心疾患　41
動脈の構造　42
動脈硬化症　42
動脈炎　42
動脈瘤　44
高血圧症　44

3 呼吸器疾患　46

肺の構造　46
肺炎　48
閉塞性肺疾患　50
拘束性肺疾患　51
結核　52
肺癌　54

4 消化器疾患 56

- 胃の構造 56
- 胃炎 58
- 胃潰瘍 58
- 胃癌 60
- 腸の構造 62
- クローン病 64
- 潰瘍性大腸炎 64
- 腸結核 64
- 赤痢 65
- 大腸癌 65

5 肝疾患 66

- 肝臓の構造 66
- 肝臓の機能 68
- 肝臓の側副循環 68
- 肝炎 70
- アルコール性肝障害 71
- 黄疸 71
- ウイルス性肝炎 72
- 肝硬変 74
- 食道静脈瘤 74
- 肝癌 75

6 腎疾患 76

- 腎臓の構造 76
- 腎臓の機能 78
- 糸球体腎炎 80
- 腎硬化症 80
- 尿路結石 80
- ネフローゼ症候群 81
- 腎盂腎炎 81
- 腎不全 82
- 尿毒症 82
- 腎癌 82

7 子宮疾患 84

- 子宮の構造 84
- 子宮の炎症 84
- 子宮の増殖性病変 84
- 子宮筋腫 84
- 子宮癌 86

8 血液疾患 88

- 貧血 88
- 白血病 90
- 白血球数の異常 92
- 悪性リンパ腫 92
- 骨髄腫 92

9 代謝性疾患 94

- 糖尿病 94
- 糖尿病の分類と特色 96
- 糖尿病の合併症 98
- 痛風 99

10 内分泌性疾患　100

内分泌異常　100
脳下垂体の構造と疾患　102
甲状腺の構造と疾患　104
副腎の構造と疾患　106
膵臓の構造と疾患　108

11 脳・神経疾患　110

脳の構造　110
脳血管障害　112
変性疾患　114
脱髄疾患　115
脳腫瘍　116

解　答——119
索　引——129

本書の使い方

特 色

　この本は，みなさんが自分で空欄に書き込んで完成させる本です．時間を無駄にせず効率よく学習できるように，文章は簡略化し，できるだけ覚えやすいように表形式にまとめています．

　また，通常の病態生理学の授業の中で，ポイントとなる項目を取り上げ，以下のようにしています．

・1章病理病態論では，各種疾患に共通する形態面の異常を分類・解説．
・2章以降では，器官や臓器別に主要な疾患の形態変化などを解説．解剖生理学的な解説や臨床検査知識も取り入れ，病態生理学をわかりやすく解説するよう努めています．

　基本的に，左ページに解説，右ページに図表をまとめています．学校で学習したことを忘れていないか，空欄に書き込みながら，確認してみてください．

使い方

　まずページ全体に目を通して，空欄部分に何を書き込むか考えましょう．前後の文章または囲みで書かれている部分や，授業で習ったことを思い出すと，きっと空欄に何を書き込むかが分かるはずです．書き込んだあとは巻末の解答で確認しましょう（書き込みに市販の暗記ペンを使い，暗記シートで確認するのもいいですね）．

　わからなかったときや，間違っていたときなどは決してそのままにせず，必ず正しい語句を書き込んでおきましょう．空欄を全て埋められれば，きっとこの本は，あなただけの参考書となるでしょう．

　試験前などの時間のないときや，忙しいときなどは，自分で作ったこの参考書の書き込み部分や，色文字部分を確認しましょう．

　きっと，あなたのお役に立つはずです．

1 病理病態論

●変性 degeneration

| 変性とはどのような状態か？ | 病気によって組織や細胞が傷害を受けると，細胞内の代謝障害が起こり異常な(❶　　　)や(❷　　　)が出現・蓄積する．このような形態変化をいう
原因が除去されると，正常に回復する(❸　　　)な変化である |

表1 変性の種類

(❹　　　)	遺伝性の疾患で(❺　　　)(グリコーゲン)が肝臓や骨格筋に蓄積する．(❻　　　)ともいわれる
脂肪代謝による変性 / (❼　　　)	肝細胞内に中性脂肪が高度，広範囲に沈着した状態．(❽　　　)ともいわれる 原因として(❾　　　)の摂取，家族性高リポタンパク血症，高脂肪食，四塩化炭素やクロロホルムなどの中毒などがある
脂肪代謝による変性 / 動脈硬化症	動脈壁内に変性コレステロールの沈着
脂肪代謝による変性 / 肥満症	食物からの摂取エネルギーが体内の消費エネルギーを上回って，脂肪組織に脂肪が過剰に蓄積した状態
(❿　　　)	中毒・感染症の際，心臓・肝臓・腎臓の組織にみられる 顕微鏡下では細胞が腫大し，細胞質に細かい顆粒がみられる
(⓫　　　)変性	種々の腎疾患で(⓬　　　)のみられる場合，腎尿細管上皮の細胞内にエオジンという赤い色素に染まる小滴が充満してみられる状態．(⓭　　　)の腎臓でみられる
水腫変性	(⓮　　　)ともいわれる 細胞質内に(⓯　　　)がたまり，空胞が生じた状態
(⓰　　　)変性	粘液癌という特殊な癌では，細胞質内に粘液を異常に蓄積した印環細胞がみられる
(⓱　　　)変性	結合織や血管に硝子質とよばれる均質無構造の物質が沈着する
(⓲　　　)変性	生理的には存在しない異常タンパク質であるアミロイドが，諸臓器に沈着した状態．この疾患を(⓳　　　)という．特に，脾臓，腎臓，肝臓に特有の病変がみられる

ミネラル代謝障害	カルシウム	石灰化または石灰沈着ともいう 正常ではカルシウム塩結晶の（❶　　　　　　　）場所に，カルシウムが沈着する病的状態をいう．高カルシウム血症が起こると，腎，胃，肺，血管などに沈着する 変性，壊死に陥った組織や細胞にカルシウムが沈着した場合を特に（❷　　　　　　　）といい，古い結核結節，動脈硬化巣にみられる
	鉄	赤血球は平均寿命約（❸　　　　）日で，脾臓で破壊される．（❹　　　　　　　）（血色素）は網内系細胞で処理されて，鉄を含む褐色の色素（❺　　　　　　　）（血鉄素）となる 輸血や溶血性貧血で赤血球が崩壊し，多量のヘモジデリンが肝臓や脾臓に沈着した状態を（❻　　　　　　　）という
	銅	銅は人体の種々の酵素に含まれ，生体になくてはならない（❼　　　　　　　）である．しかし，代謝異常を起こすと，肝臓，脳，腎，角膜などに銅が異常に沈着し，肝硬変症や大脳（❽　　　　　　　）変性を起こす．この疾患を（❾　　　　　　　）という
色素代謝障害	メラニン	メラニンは，生理的に生体内に広く分布する（皮膚，毛髪，網膜など） この病的蓄積は（❿　　　　　　　）（いわゆる（⓫　　　　　　　），良性腫瘍），悪性黒色腫（⓬　　　　　　　））などがある
	ビリルビン	肝臓と脾臓の網内系細胞で老廃赤血球が処理され，（⓭　　　　　　　）が（⓮　　　　　　　）（胆汁色素）に処理されて（⓯　　　　）となって排泄されるが，この排泄の過程に異常があると血液にビリルビンが逆流し，（⓰　　　　）となる（これについては肝疾患の項で詳しく述べる）

壊死 necrosis

| 壊死とはどのような状態か？ | 高度に傷害され，細胞または細胞集団（組織）が死に陥った状態をいう．壊死した部分は元に戻らない（❶　　　　）な変化である |

表2 壊死の種類

（❷　　　）壊死	壊死巣が固まって固くなった状態．血流障害によって心臓，腎臓，脾臓などの実質臓器が梗塞したときにみられる灰白色の凝固した状態
（❸　　　）壊死	結核の壊死巣は特徴があり，（❹　　　　　　）の外観がみられる
（❺　　　）壊死	脳軟化に代表され，壊死巣が溶けて液状になった状態
（❻　　　）	壊疽とは，壊死組織に二次的な腐敗性変化が加わった状態をいう．進行した（❼　　　　　）の患者の手足によくみられる．壊死組織が黒色を呈する状態がその例 乾燥した壊疽を乾性壊疽といい，ミイラ化ともいう 細菌が感染して湿った状態のものを湿性壊疽という

アポトーシス apoptosis

アポトーシスとはどのようなものか？	アポトーシスは遺伝子にプログラムされた（❽　　　　）な細胞の死．胎児の手の（❾　　　　　　）はアポトーシスを起こして消滅し，手指ができる
アポトーシスと壊死との違いは？	壊死は，他に原因のある（❿　　　　）な細胞の死である 壊死は多数の細胞が（⓫　　　　　）で死滅するが，アポトーシスは1個の細胞に（⓬　　　　　）で起こり，炎症反応はない

萎縮 atrophy

| 萎縮とはどのような状態か？ | いったん（❶　　　）に発育した臓器・組織の容積が縮小する変化をいう．細胞の（❷　　　　）が減少する単純萎縮と（❸　　　　　）が減少する数的萎縮があるが，多くの場合，同時に起きている．発育障害による（❹　　　　）hypoplasiaとは異なることに注意 |

図1 単純萎縮と数的萎縮の比較

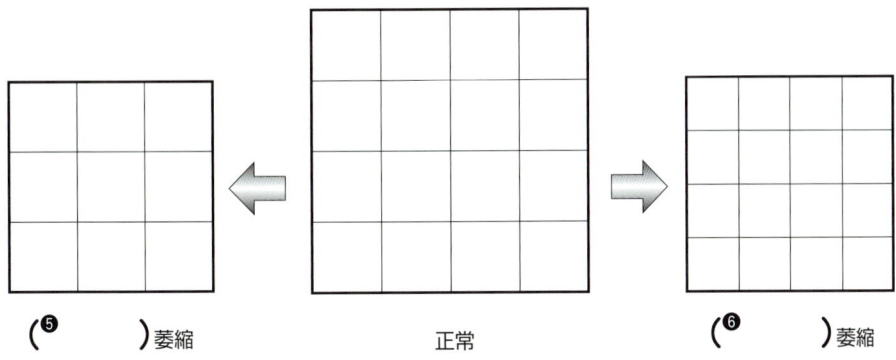

（❺　　）萎縮　　　正常　　　（❻　　）萎縮

表3 萎縮の種類

（❼　　　）萎縮	（❽　　　　　）萎縮ともいう．老人の臓器は老化とともに萎縮する
（❾　　　）萎縮	長期間使われないことによる萎縮．寝た切りの状態で四肢の筋肉に萎縮が起こる
（❿　　　）萎縮	長期間の持続的な圧迫による萎縮．水頭症では脳脊髄液が脳室に貯留して脳室を拡張し，圧迫された大脳に萎縮が起こる
（⓫　　　）萎縮	組織や臓器を支配する神経の障害による萎縮．ポリオで（⓬　　　　　）が冒されると，その支配下の筋肉は萎縮する
（⓭　　　）萎縮	栄養障害による萎縮

肥大 hypertrophy

肥大とはどのような状態か？　臓器・組織が本来の構造を保ったまま（❶　　　　）が増大することをいう．細胞の数は（❷　　　　　　）．心弁膜症にみられる（❸　　　　　　）は代表的な例で，心筋細胞の数は増えず，大きさが増大する（表4，図2参照）

過形成 hyperplasia

過形成の定義はなにか？　細胞の（❹　　）が増加する状態を過形成（増生）という．性ホルモンの分泌異常で腺細胞の数が増える（❺　　　　）や（❻　　　　　）がその例（図2参照）

再生 regeneration

再生とはどのような状態か？　何らかの原因で組織が失われた場合，その部位に（❼　　　　）の組織ができることをいう．生理的に人体内では表皮，毛髪，爪，血球などで不断に営まれている（表5参照）

化生 metaplasia

化生とはどのような状態か？　化生は本来そこにあるべき細胞が，何らかの刺激によって（❽　　　　　　）の種類の細胞に変化することをいう．多くは再生の過程で起こる
化生は同一発生起源内に限られ，系統の異なる細胞には変化しない．例えば，上皮組織が筋肉や骨のような組織に変化しないということである（表6参照）

化生の代表的な例

（❾　　　　）化生　1.（❿　　　　　　）の線毛円柱上皮が感冒や喫煙などの刺激によって扁平上皮に変化する
2. 子宮頸部の円柱上皮が何らかの刺激で扁平上皮に置き換わる

（⓫　　　　）化生　高齢者では，（⓬　　）の粘膜が本来の胃の円柱上皮から（⓭　　　　　）の円柱上皮に置き換わることがある

（⓮　　　　）化生　（⓯　　　　　）の際に，嚢胞上皮がアポクリン腺の上皮に似てくることがあり，これをアポクリン化生という

表4 肥大の種類

（❶　　　）肥大	よく使うことで臓器の肥大が起こる 高血圧症による心肥大，スポーツ選手の筋肉肥大
（❷　　　）肥大	一側の腎臓を摘出すると，残存している腎臓が肥大して機能を補う

図2 肥大と過形成の比較

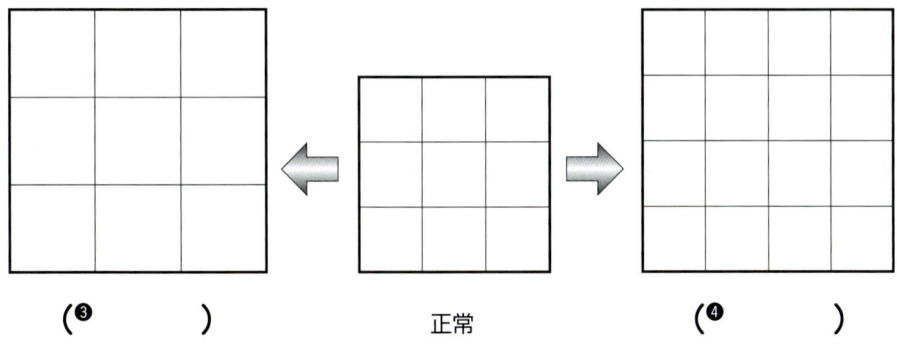

（❸　　　）　　正常　　（❹　　　）

表5 再生能力

全く再生しない組織	（❺　　　），（❻　　　）
再生の弱い組織	骨格筋，平滑筋
再生能力の強い組織	扁平上皮，粘膜上皮，肝細胞，造血組織，結合組織，毛細血管，（❼　　　）（神経線維），骨組織

表6 化生の種類

		代表例
上皮細胞間の化生	円柱上皮　↔　扁平上皮	扁平上皮化生 腸上皮化生
	この上下間での化生は（❽　　　）	
間葉組織の化生	結合組織　→　骨組織	骨化生

炎症 inflammation

炎症の定義を述べよ	局所に加えられた刺激や損傷，異物侵入に対する生体の（❶　　　）．

炎症の症状

典型的な炎症の5徴候が，次のようにあげられている．

		英語	覚え方
1.	（❷　　　）	redness	紅（こう）
2.	（❸　　　）	swelling	腫（しゅ）
3.	（❹　　　）	heat	熱（ねつ）
4.	（❺　　　）	pain	痛（つう）
5.	（❻　　　）	loss of function	機能障害

炎症の分類

炎症の分類には経過による分類（表7）と，病変による分類（表8）がある．

急性炎症と慢性炎症の形態的違いはどこか？（顕微鏡で見たときの違い）	急性炎症の部位を顕微鏡で観察すると（❼　　　　　）が多数みられる
	慢性炎症の部位を顕微鏡で観察すると（❽　　　　　）が多数みられる

表7 炎症の経過による分類

	特色
急性炎症	急激に炎症が起こり，短期間（数日から4週間）で治癒するもの 障害を受けた部位の特徴は，（❾　　　）の出現（毛細血管の透過性亢進のため）と多数の（❿　　　）がみられる
亜急性炎症	急性炎症と慢性炎症の中間
慢性炎症	（⓫　　　）以上炎症が持続するもの 炎症部位には，（⓬　　　），マクロファージ，線維芽細胞が多数みられる

14

表8 炎症の病変による分類

炎症名		特色	代表例
変質性炎		高温や毒性の強い薬品のような強い刺激が加わった場合には，変性壊死が主体となり，防御反応である滲出反応や繊維化はほとんどみられない	(❶　　　　　) 劇症肝炎
滲出性炎		局所の循環障害と，血液成分の滲出した滲出物を伴う炎症．滲出物の性質から次の5つに分類される	
	1. (❷　　　)炎	血管からの(❸　　　)成分の滲出 粘膜の漿液性炎は(❹　　　　　)といわれる	火傷の水疱 アレルギー性鼻炎
	2. (❺　　　)炎	線維素((❻　　　　　　))の析出が特色	(❼　　　　) 線維素性心膜炎
	3. 化膿性炎	好中球の滲出が特色 好中球のびまん性浸潤を示すのは蜂窩織炎（蜂巣炎，フラグモーネ）という	(❽　　　　)
	4. 出血性炎	著しい出血が特色	インフルエンザ肺炎
	5. (❾　　　)炎	好中球浸潤に組織の壊死が加わった炎症	急性虫垂炎がひどい場合
増殖性炎		線維芽細胞の増殖が特色の炎症．慢性の炎症によることが多い 代表例は肝硬変，肺線維症 (❿　　　　　　　)ともいわれ，増殖性炎の特殊なもの(⓫　　　)，(⓬　　　)，(⓭　　　)はマクロファージ，類上皮細胞から成る特殊な病巣(これを(⓮　　　　)という)を形成する．各病原体に特徴的な組織像を呈し，その組織像を見れば病原体を推定できる．そのため，特殊性炎といわれる（図3参照）	

図3 結核結節

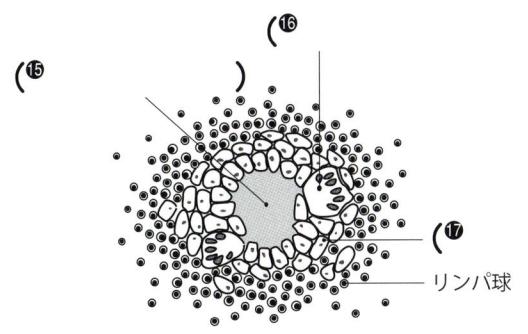

(⓯　　　)
(⓰　　　　　　　)
(⓱　　　)
リンパ球

結節とは結ばれたように固まった節のこと．
結核結節は，組織学的（顕微鏡で見て）には乾酪壊死が，線維芽細胞様の類上皮細胞と(⓲　　　　　)（U字状）の核配列をしたラングハンス型巨細胞，リンパ球に囲まれている．梅毒やらいにはラングハンス型巨細胞はみられない．

1　病理病態論

➡️ アレルギー allergy

アレルギーとはどんな状態か？	生体が，侵入してきたある異物（抗原）に反応して抗体ができると，その異物に再度接触した場合に過敏な反応を示すことがある 本来，防御的に作用する機構であるが，これが（❶　　　　）に反応しすぎて生体に不利に働き，病的な過程を示す場合を，アレルギーという
アレルギーにはどのような分類があるか？	（❷　　　　）Coombsの4分類がよく使われる（表9参照） V型があるとする本もあるが，一般的には4つの分類がよく使われる．国試でも4つの分類で出題されている
アレルギーの別名は？	（❸　　　　）hypersensitivity といわれる
抗原になる物質はどんな物があるか？	（❹　　　　）nonself 物質（自分以外の物質）であれば，何でも抗原になり得る 抗原の化学組成はタンパク質，糖質，脂質，核酸，単純化学物質，金属などさまざまである
補体とは？	血清中にみられる酵素様の（❺　　　　　　）の一種で，感染防御や炎症などの生体防御に関わる 抗原抗体反応によって活性化され，細菌や赤血球の膜に穴をあけ（❻　　　　）や（❼　　　　）現象を起こす 銃でたとえると，抗原抗体反応は引き金で，補体は直接，膜に穴をあける弾丸といえる

表9 アレルギーの分類

タイプ	即時型 Ⅰ	即時型 Ⅱ	即時型 Ⅲ	遅延型 Ⅳ
別名	(❶)	(❷)	(❸)	(❹) (ツベルクリン型)
具体例	(❺) 気管支喘息 花粉症 (❻)	(❼) リウマチ熱 自己免疫性溶血性貧血	(❽) 関節リウマチ SLE（全身性エリテマトーデス）	(❾) 接触性皮膚炎 (❿) 結節
抗原の由来	外因性	内因性 外因性	内因性 外因性	内因性 外因性
関与する抗体または細胞の種類	(⓫)	IgG IgM	IgG IgM	(⓬)
補体の関与	なし	(⓭)	(⓮)	なし
反応	肥満細胞，好塩基球に結合したIgEが抗原と反応すると，細胞から(⓯)や(⓰)が放出される	細胞表面の抗原と抗体が反応し，補体が活性化される．補体が細胞膜をやぶり細胞傷害（溶解）を起こす	抗原抗体複合物が組織に沈着し，組織障害を起こす	抗原により感作されたT細胞(Tリンパ球)がマクロファージを活性化させる

アレルギーのタイプと具体例を対応させて覚えること．よく出題される．

●血液の循環障害

(❶) hyperemia	局所に流れ込む動脈血が増加した状態 炎症性充血が例
(❷) ischemia	動脈からの血液が減少した状態．動脈硬化の際，みられる
(❸) congestion	静脈血の流出が障害されて，組織に静脈血が増加した状態 全身性うっ血は心不全の際，みられる
出血 hemorrhage	血液の特に(❹　)を含む成分が血管外に出ることをいう （表10参照） 一般に，全血液量の約(❺　)が失われると死亡する
(❻) collateral circulation	血管の狭窄，閉塞によって血流が傷害された場合に，他の血管を(❼　)して流れる現象．代表例は肝硬変の際の(❽　)である（図2参照）

血液循環障害に関連した病変

(❾　)症 thrombosis	生体の血管内で，血液が凝固して血栓を作ること
(❿　)症 embolism	血栓や，細胞，気泡などの異物によって血管腔が塞がれた状態
(⓫　) infarction	吻合のない小動脈（これを(⓬　)という）が急に閉塞されて，そこから先の部分が虚血のため壊死になった状態．壊死は動脈の分枝に沿って楔型に生じる．原因は塞栓症が多い（図1参照）

図4 終動脈と梗塞

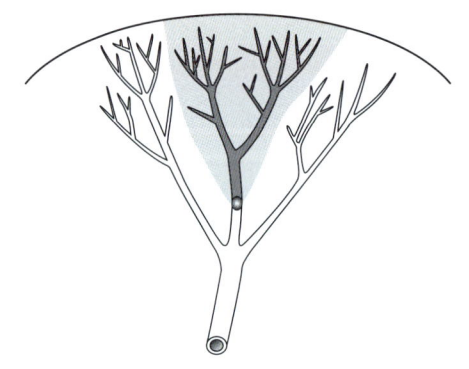

終動脈をもつ臓器は，(⓭　)を起こす危険性があるので重要である．終動脈をもつのは大脳皮質の一部，(⓮　)，(⓯　)，(⓰　)，脾臓，眼球網膜などがある．

表10 出血の分類

出血の分類	破綻性出血	血管壁の破綻による出血，血液が血管外に出ること
	漏出性出血	血管壁に明らかな破綻がなく主に毛細血管から赤血球が漏れ出ること
出血の形状による分類	点状出血	直径5mm以下
	斑状出血	直径5mm以上
出血の排出経路による分類	吐血	(❶　　　　　　)からの出血を口から吐いたもの
	喀血	(❷　　　　)，(❸　　　　　　)からの出血を口から吐いたもの
	下血	血液が(❹　　　　)に混じって肛門から出たもの
	血尿	血液が尿に混じって出たもの
出血先による分類	外出血	体外への出血
	内出血	体内への出血
その他の分類	血胸	胸腔への出血
	腹腔内出血	腹腔への出血
	(❺　　　) hematoma	組織中に出血が嚢胞状にたまったもの

図5 側副循環

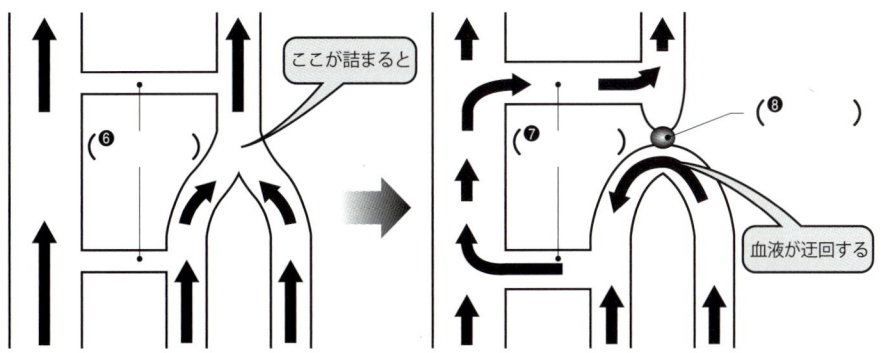

吻合とは血管や神経などが互いに連絡していることである．
側副循環は道路の渋滞にたとえるとわかりやすい．渋滞が起きると，車は渋滞する道路を避けて，すいた道へ流れるということである．
血管相互に吻合枝が存在する場合，血管の経路に閉塞があると，血液が吻合枝を迂回して流れる．
血液が正常の血液経路と異なる経路を通ることを側副循環といい，その経路を側副路という．

1　病理病態論

⇢ 体液の循環障害

組織液とは何か？	(❶　　　　)ともいわれる 毛細血管から漏出してきた液体で，組織に栄養を与えた後，老廃物を受け取り，リンパ管か静脈に吸収される（図6参照） リンパ管を流れる液をリンパ液という

⇢ 浮腫 edema

浮腫とはどのようなものか？	いわゆる，(❷　　　　) 骨以外の体の(❸　　　　　　)に，液体がたまった状態．水腫とほぼ同じ意味で使われる．体全体の浮腫は，全身性浮腫といわれる 主な原因は，飢え，肝不全，ショックなどの後に起こる低タンパク血症や，心不全，腎不全，また体の末端から戻ってきた血液の停滞などである（表11参照）

腔水症 hydrops of cavity

腔水症とはどのようなものか？	(❹　　　　)内に，正常を超えて体液が多量に貯留した状態 胸腔内にたまった液体は (❺　　　　) pleural effusion 腹腔内にたまった液体は (❻　　　　) ascites 心嚢内にたまった液体は (❼　　　　) pericadial effusion 頭蓋内にたまると (❽　　　　) hydrocephalus になる

膠質浸透圧

膠質浸透圧とは？	(❾　　　　　　)の水を引きつけようとする力を膠質浸透圧という 血漿の膠質浸透圧と組織の膠質浸透圧があり，血漿タンパクが低下すると，血漿膠質浸透圧も低下し，水分が血管から組織へ移動する．つまり，血管の水分が血管外に出て浮腫が起きる
浮腫はどのくらいの低タンパク血症で起こるか？	臨床検査の生化学データで，血清総タンパク濃度で(❿　　)g/dL以下または，血清アルブミン濃度が(⓫　　)g/dL以下になると浮腫が起きる

図6 血液・リンパ・組織液の流れ

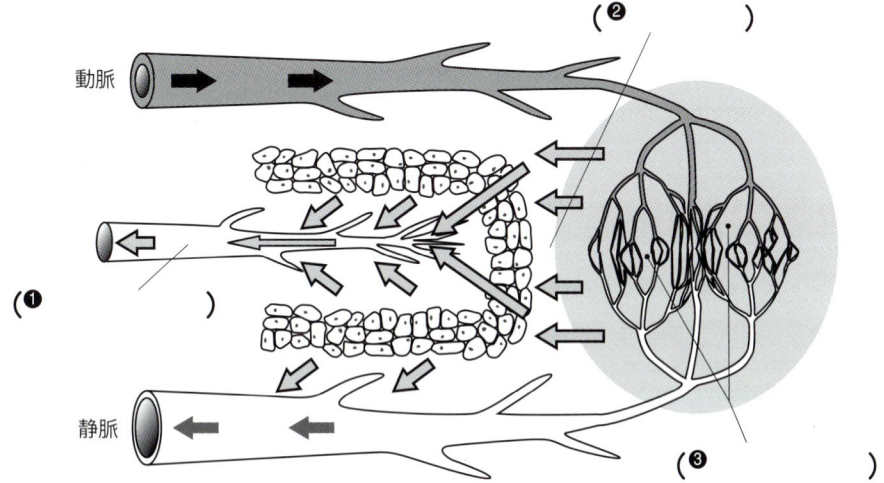

血液とリンパ液の流れる方向に注意しよう．血液は心臓から動脈，毛細血管，静脈と流れ，心臓に帰る（循環している）．
リンパ液は組織から心臓側（正確には，左右の（❹　　　　　　））に流れるだけである（一方向）．

表11 浮腫の原因による分類

（❺　　　　　）の閉塞または狭窄	手術で広範なリンパ節（❻　　　　　）（とること）をしたとき （❼　　　　　　　）（寄生虫）がリンパ管に寄生したとき
血管壁の（❽　　　　　）の亢進	炎症などを起こしたとき
静脈圧の上昇	（❾　　　　　）浮腫	うっ血があるときは必ず浮腫を伴う．（❿　　　　　）で全身のうっ血があるとき，浮腫が起こる
	（⓫　　　　　）浮腫	脳出血で片麻痺が生じると麻痺のある側に浮腫が起きる
血漿（⓬　　　　　）の低下		タンパク質が体から大量に失われたとき，血漿の膠質浸透圧が低下し，水分が組織中に移行して起こる
	（⓭　　　　　）浮腫	ネフローゼ症候群で血漿タンパクが尿タンパクとなって大量に失われるので浮腫が起こる
	（⓮　　　　　）浮腫	がん患者で栄養状態が悪いときに起こる
（⓯　　　　　）の貯留	ナトリウムイオンには水を保持する力があり，ホルモン異常でナトリウムイオンが組織液に貯留して発生する

🞂 腫瘍

腫瘍の定義は何か？	生体に生じる過剰な細胞増殖で，(❶　　　　　)増殖が特徴である

🞂 腫瘍の分類

(❷　　　)腫瘍	放置すると無制限に増殖して死に至るもの
(❸　　　)腫瘍	増殖が限局的で，原則的に生命の危険はないもの

良性腫瘍と悪性腫瘍の違い

	良性腫瘍	悪性腫瘍
生命に対する危険	ほとんどない	(❹　　　　　)
発育の形式（図7参照）	膨張性 摘出は容易	(❺　　　　　)および膨張性 摘出は困難を伴う
発育の速さ	遅い	(❻　　　　　)
再発	少ない	(❼　　　　　)
転移	ない	(❽　　　　　)

腫瘍の形態（図8参照）

　腫瘍は大まかに，良性か悪性か，発生の母組織が上皮性か非上皮性かによって分類される．これを組み合わせると，下の表のようになる．上皮性と非上皮性については表12参照．

	上皮性	非上皮性
良性腫瘍	良性上皮性腫瘍	良性非上皮性腫瘍
悪性腫瘍 cancer （いわゆる(❾　　　)）	悪性上皮性腫瘍 carcinoma ((❿　　　　))	悪性非上皮性腫瘍 sarcoma ((⓫　　　　))

　「がん」と「癌」は区別がある．
　成人では癌腫と肉腫では，9対1の割合で(⓬　　　　)が多い．

図7 腫瘍の発育の形式

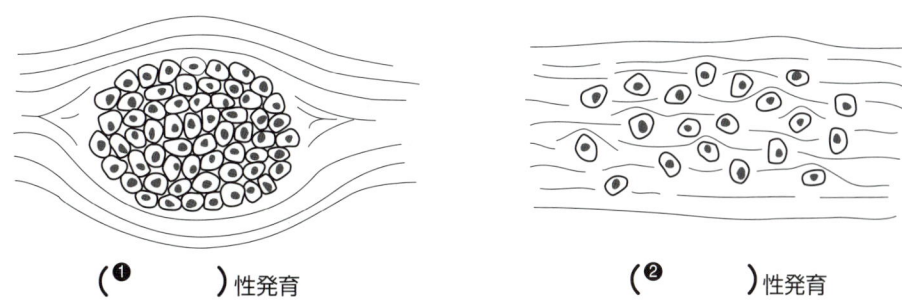

(❶   )性発育　　　　　　　　　(❷   )性発育

図8 腫瘍の形態

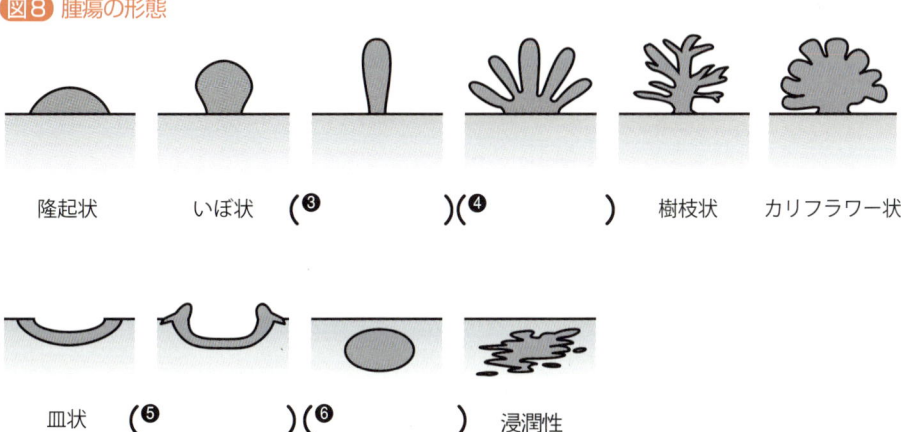

隆起状　　いぼ状　(❸   )(❹   )　樹枝状　カリフラワー状

皿状　(❺   )(❻   )　浸潤性

表12 上皮性と非上皮性の比較

上皮性とはどのようなものか？	人体を単純に考えると，口を入口とし肛門を出口とする中心に穴のあいた円筒と考えられる．円筒の内部も含めてこの円筒の表面を覆う部分をすべて（ ❼ ）と考える 皮膚，消化管，肺，肝臓などは上皮性の組織である
非上皮性とはどのようなものか？	非上皮性というのは上皮性以外ということで，（ ❽ ），（ ❾ ），（ ❿ ）などが相当する

1 病理病態論

上皮性腫瘍

良性上皮性腫瘍

具体的にはどのようなものがあるか？	(❶)腫	皮膚や口腔などの扁平上皮から発生したもの
	(❷)腫	唾液腺，胃，乳腺などの腺上皮から発生したもの

悪性上皮性腫瘍（(❸   )） carcinona

癌腫の組織学的な特徴を述べよ	間質の中に腫瘍細胞の集塊（(❹)）を形成しているところである（図9a参照） これを（腫瘍）(❺)ともいう
間質とはどのようなものか？	図9において，腫瘍細胞を取り囲む血管や結合組織を（腫瘍）間質という
癌腫にはどのような種類があるか？	癌腫は腫瘍細胞の種類によって表13のように分類される．これを組織型による分類という

非上皮性腫瘍

良性非上皮性腫瘍

どのようなところから発生するか？	上皮組織以外の全身に分布する結合組織・脈管（血管・リンパ管）・骨・軟骨・筋組織などから発生する 母組織との類似性によって分類される（表14参照）

悪性非上皮性腫瘍（肉腫） sarcoma

肉腫の組織は癌腫とどのように違うのか？	癌腫は腫瘍細胞が集まって(❻)を形成するが，肉腫は腫瘍細胞が間質内に散在する（図9b参照）
肉腫にはどのような種類があるか？	上皮組織以外の組織から発生する悪性腫瘍 母組織との類似性によって分類される（表14参照）
癌腫と肉腫の発生の傾向に特色はあるか？	成人の9割が(❼)であるのに対して，肉腫は比較的若年者に好発し，小児（15才以下）の9割は(❽)である．

図9 癌腫と肉腫の違い

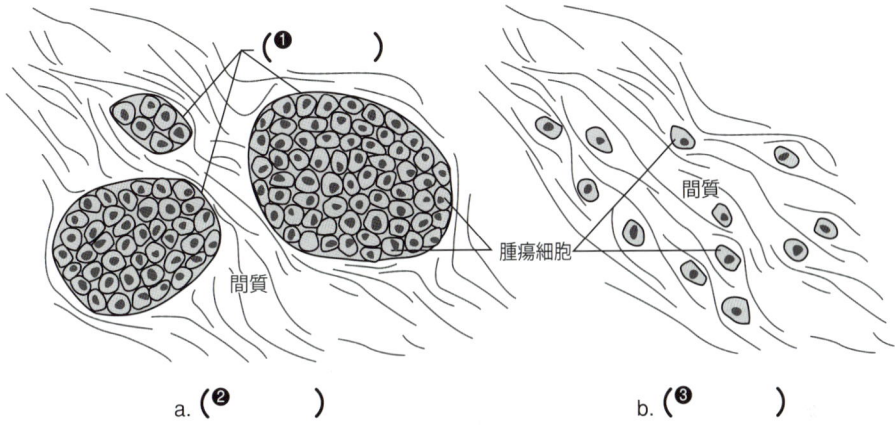

a.（❷　　　） b.（❸　　　）

表13 癌腫の分類

（❹　　　）癌	扁平上皮に類似している癌腫 皮膚，食道，子宮頸部，気管支など扁平上皮から発生する
（❺　　　）癌	腺上皮に類似している癌腫で，消化管・肺・乳腺など腺上皮から発生する
（❻　　　）癌	膀胱・尿管・腎盂の尿路系移行上皮から発生する癌腫
（❼　　　）癌	上記のどれにも類似しない上皮性の癌腫 悪性度が高い

表14 良性または悪性の非上皮性腫瘍のいろいろ

母組織	良性腫瘍	悪性腫瘍
骨組織	骨腫	（❽　　　）
骨髄		① （❾　　　） ② （❿　　　）
リンパ組織		① （⓫　　　） ② （⓬　　　）
線維組織	線維腫	線維組織肉腫
平滑筋	平滑筋腫	平滑筋肉腫
横紋筋	横紋筋腫	横紋筋肉腫

腫瘍の組織型，前癌病変，小児の悪性腫瘍

組織型とは何か？	組織型は腫瘍細胞の由来を示しているので，治療法や予後の推定と関係している 医療を実施する側の関心は組織型にある（表15参照）
前癌病変とはどのような状態か？	特定の疾患に，期間を経て悪性化／癌化する状態をいう（表16参照）
小児には肉腫が多いが，具体的にはどのようなものがあるのか？	小児に多い悪性腫瘍を表17に示す 神経芽腫は（❶　　　　　）から発生する．ウィルムス腫瘍は胎児期の（❷　　　　　）から発生し，どちらも小児の（❸　　　　　）の代表例である
小児の急性白血病で多いのは何か？	急性（❹　　　　　）白血病である

転移

悪性腫瘍の最も特徴的な増殖様式は，発生した場所だけでなく，無関係なほかの臓器・組織に移動して各所に新しい病巣を作る．このような非連続的な発育を転移という．

（❺　　）転移	癌細胞がリンパ管を通じて移動して生じる転移．胃癌では特に（❻　　　　　）リンパ節に転移することが多く，特に，（❼　　　　　）の転移という
（❽　　）転移	癌細胞が血管を通じて移動して生じる転移
（❾　　）転移	胸腔や腹腔内臓器の癌細胞が臓器の表面に顔を出すと，そこから癌細胞は胸腹腔内に散布されて増殖する 腹膜に広範に播種した状態を，（❿　　　　　）という （真の炎症ではないことに注意）
管内性転移	癌細胞が気管内や尿管内を通って移動し，管壁に付着して増殖したもの．腎癌が尿管を通って膀胱に転移するのが代表例である

血行性転移の多い臓器

血行性転移の多い臓器はどこか？	癌細胞は血流にのり，血管が細くなって大きな癌細胞が通れなくなる所まで運ばれる．消化管の癌に由来する細胞は，門脈を通って肝臓に運ばれて止まる．その他の癌に由来する細胞は，ほかの臓器に運ばれる前に上下の大静脈を通って，肺に行く．したがって，血行性転移しやすい臓器は（⓫　　　　　）と（⓬　　　　　）が多い

表15 各臓器に発生する腫瘍の組織型

臓器	臓器名による腫瘍名	組織型による腫瘍名（原発性）
舌	舌癌	扁平上皮癌
食道	食道癌	扁平上皮癌
肺	肺癌	(❶　　　)
		(❷　　　)
		(❸　　　)
		(❹　　　)
大腸	大腸癌　直腸癌　結腸癌	腺癌
肝臓	肝癌	(❺　　　)
膀胱	膀胱癌	(❻　　　)
乳腺	乳癌	(❼　　　)

表16 前癌状態とそれに続発する悪性腫瘍

前癌状態の原因	前癌状態	続発する悪性腫瘍
(❽　　　) （C型肝炎ウィルス）	(❾　　　)	肝癌
(❿　　　)	(⓫　　　)	胃癌
遺伝	(⓬　　　)	大腸癌
妊娠	全胞状奇胎	絨毛癌

表17 小児の悪性腫瘍

①	②	③	④	⑤
(⓭　　　)	脳腫瘍	(⓮　　　)	(⓯　　　)	(⓰　　　)

＊平成19年度小児慢性特定疾患治療研究事業の全国登録状況

順位も重要である

人間の死

| 死の三徴候とは？ | ①心臓停止
②呼吸停止
③瞳孔散大および（ ❶ ）反射消失 |

脳死の判定基準

| 脳死判定基準は？ | ①深昏睡
②自発呼吸の消失
③瞳孔固定し，瞳孔径は左右とも（ ❷ ）以上
④脳幹反射の消失
　（対光反射，角膜反射，毛様脊髄反射，眼球頭位反射，前庭動眼
　反射，咽頭反射，咳反射の消失）
⑤（ ❸ ）
上記①から⑤の5つ条件が満たされた後，6時間経過をみて変化がないこと
除外例
（1）6歳未満の小児
（2）急性薬物中毒，低体温，代謝・内分泌障害など脳死と類似した症状を示す可能性のある症例 |
| 脳死判定基準を満たせばただちに脳死と判断していいか？ | 全脳死をもって人の死とする場合があり，脳死判定は慎重に行わなければならない．
脳死判定の2つの前提条件
①器質的脳障害により深昏睡および無呼吸をきたしている症例
②（ ❹ ）が確実に診断されており，それに対して現在行いうるすべての適切な治療をもってしても，回復の可能性が全くないと判断される症例
原疾患とは，脳死の原因となる疾患のことで，病歴，画像診断などから確実に診断されている必要がある |

● 植物状態

| 植物状態とは？ | 重症な脳損傷による継続的に意識が戻らなくなった状態
植物のように動かないという意味ではなく，植物性機能は維持されているが，動物性機能が働いていない状態をいう
心機能や自発呼吸はほぼ保たれ，脳波は平坦脳波ではない
発声，開眼，眼球運動なども示すことがある
脳の（❶　　　）（植物中枢）の機能は保たれている |

表18 通常の死と脳死，植物状態の比較

	通常の死	脳死	植物状態
心臓	停止	（❷　　　）	（❸　　　）
自発呼吸	停止	自発呼吸はないが，（❹　　　）で維持されている	自発呼吸は（❺　　　）
脳幹機能	停止	機能なし	機能あり
特記事項		臓器移植が背景にある 日本，アメリカ，ドイツでは大脳と脳幹部の機能が同時に廃絶した（❻　　　）を脳死としている イギリスでは，脳幹機能の廃絶は，必然的に大脳機能の廃絶を生じるとして（❼　　　）をもって脳死としている	「植物人間」という表現は患者の人権上適切でない

創傷治癒 wound healing

傷の治る過程を説明しなさい	けがなどで組織が障害を受け，その部分が修復する際には，赤い顆粒状の組織が傷を覆い，修復する．この傷を修復する組織を（❶　　　）という（図10参照） 肉芽組織は膠原線維化し，毛細血管や炎症細胞は消えていき，瘢痕組織を残す
肉芽組織はどのような細胞から構成されるか？	1. 多数の新生（❷　　　　　） 2. （❸　　　　　）細胞 3. 炎症細胞（マクロファージ，好中球，リンパ球，形質細胞など）
一次治癒とは？	組織の欠損が少なく，感染が生じないとき，（❹　　　　　）の肉芽組織の形成で治癒する 手術の切開創が代表例
二次治癒とは？	組織の修復には比較的（❺　　　　　）肉芽組織の形成が必要で，治癒に時間がかかる．治癒のあとに（❻　　　　　）が残る 組織の欠損が大きいときや感染によって広範囲の壊死が生じたときが代表例
ケロイドとはどのような状態か？	修復の過程で膠原線維が過剰に産生され，瘢痕が盛り上がる．この状態をいう その発生は個人の素因のほか，ホルモンの影響があるといわれている

図10　創傷治癒の過程

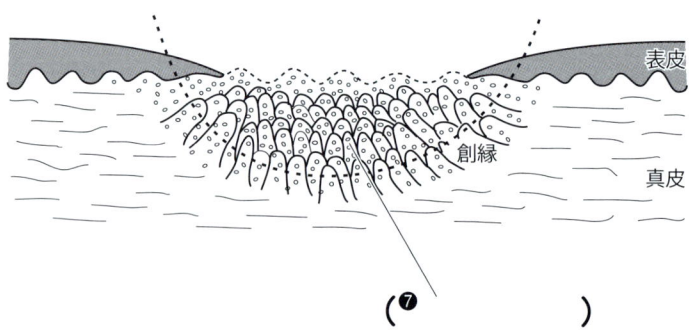

（❼　　　　　）

病理学検査と解剖

病理学で病気を診断するにはどのような方法があるか？	病変のある組織から一部を取り出して，取り出された組織を（❶　　　）染色で染め，顕微鏡で病変を診断することを（❷　　　）biopsyという この診断は認定病理医が行う 喀痰や子宮の粘液中の組織からはがれた細胞を，（❸　　　）染色をして顕微鏡で診断することを（❹　　　）cytologyという．この診断は認定を受けた細胞検査士と細胞診指導医が行う		
解剖にはどのような種類があるか？	（❺　　　）解剖		医学教育や研究において，人体正常構造の理解のため行われる解剖
	（❻　　　）解剖 autopsy		（❼　　　）であることが明らかな場合に，病変の確認，診断や治療の批判，反省などの目的で行われる解剖．剖検ともいわれる
	法医解剖	（❽　　　）解剖	警察，裁判所の依頼により他殺体，変死体，変死の疑いのある死体について行われる解剖
		（❾　　　）解剖	事故死，伝染病死，死因不明の鑑定などの際に行われる解剖 （❿　　　）によって行われる
法医解剖と他の解剖との違いは？	（⓫　　　）の承諾の必要性 系統解剖と病理解剖には，（⓬　　　）が適用され，原則遺族の承諾がなければ解剖できない （⓭　　　）解剖は，遺族の承諾は要しない （⓮　　　）解剖は，遺族の承諾は必須ではない		

1 病理病態論　31

一般用語と医学用語

カルテを理解するためにここにある漢字とよみ，英単語は必ず覚えよう．
必ず現場で役に立ちます．

症状に関するもの

一般用語	医学用語 漢字	医学用語 よみ	英語
咳(せき)が出ること	咳嗽	(❶)	cough
血を吐くこと	吐血	(❷)	hematemesis
たん	喀痰	(❸)	sputum
つば	唾液	(❹)	saliva
涙	流涙	(❺)	lacrimation
あくび	欠伸	(❻)	yawning
いぼ	疣贅	(❼)	wart
うおのめ	鶏眼	(❽)	corn
めまい	眩暈	(❾)	dizziness
床ずれ	褥瘡	(❿)	decubitus
にきび	面皰	(⓫)	comedo
いたむこと	疼痛	(⓬)	pain
だるいこと	倦怠	(⓭)	fatigue
かさぶた	痂皮	(⓮)	scab, crust
かゆみ	瘙痒	(⓯)	itching
さむけ	悪寒	(⓰)	chill
しゃっくり	吃逆	(⓱)	hiccup
しわがれ声	嗄声	(⓲)	hoarseness
すりきず	擦過傷	(⓳)	scratch
ふるえること	振戦	(⓴)	trembling
寝汗	盗汗	(㉑)	night sweat
のみこむこと	嚥下	(㉒)	swallowing, deglutition
はくこと	嘔吐	(㉓)	vomiting, emesis
吐き気	嘔気	(㉔)	nausea
やせ	羸痩	(㉕)	emaciation
よだれ	流涎	(㉖)	salivation
むしば	齲歯	(㉗)	dental caries
おなかが張った状態	腹部膨満	(㉘)	abdominal distension
はれる	腫脹	(㉙)	swelling
むくみ	浮腫	(㉚)	edema

部位に関するもの

一般用語	医学用語 漢字	医学用語 よみ	英語
くび	頸部	けいぶ	neck
にのうで	上腕	じょうわん	upper arm
むこうずね	脛骨	けいこつ	tibia
おしり	(❶)	でんぶ	buttocks
脇の下	(❷)	えきか	axilla

病名に関するもの

一般用語	医学用語 漢字	医学用語 よみ	英語
みっかばしか	風疹	ふうしん	(❸)
おたふくかぜ	流行性耳下腺炎	りゅうこうせいじかせんえん	(❹)
はしか	麻疹	ましん	(❺)

基礎病理学用語

用 語	英 語
良性	(❻)
悪性	(❼)
急性	(❽)
亜急性	(❾)
慢性	(❿)
既往症	(⓫)
予後	(⓬)

2 循環器疾患

心臓の構造と機能

心臓の位置と構造（図1参照）

心臓の大きさはほぼ手拳大．左右の肺にはさまれ，縦隔中部に位置する．

心臓には4つの部屋があるが，どのような順序で収縮するのか？	左右の心房が（❶　　　　　）に収縮し，そのあと左右の心室が（❷　　　　　）に収縮する．その後，心筋は弛緩（ゆるむ）する．これを繰り返す 4つの部屋が順番に収縮するのではない 心臓の拡張は，正確には弛緩（ゆるむ）であり，心筋は収縮するのみで，積極的に拡張するのではないことは知っておこう
上記の収縮と拡張はどのような仕組みで起こるか？	心臓の収縮には，（❸　　　　　　　）が心筋収縮のスパークプラグの役目をしている．（❹　　　　　　　）から規則的な興奮が発生して，これが刺激伝導系を伝わり，心房から心室への収縮が生じる なお，刺激伝導系は神経線維ではなく，特殊な（❺　　　　　　　）である
心臓自身に血液を供給する血管は何か？	心臓自身に酸素と栄養を運ぶのは，心臓を包むように分布する左右の（❻　　　　　　）である

心臓の機能

刺激伝導系の経路をはじめから順に述べよ	（❼　　　　　　　）→房室結節→（❽　　　　　　）→左脚・右脚→（❾　　　　　　）

心電図波形の意味（図2参照）

P波は何を示すか？	（❿　　　　）の電気的興奮
QRS波は何を示すか？	（⓫　　　　）の電気的興奮
T波は何を示すか？	心室の電気的興奮が回復する過程
ST部分は何を示すか？	心筋の状態で上昇したり，下降したりする （⓬　　　　　　　　）の判定に重要

34

図1 心臓の構造

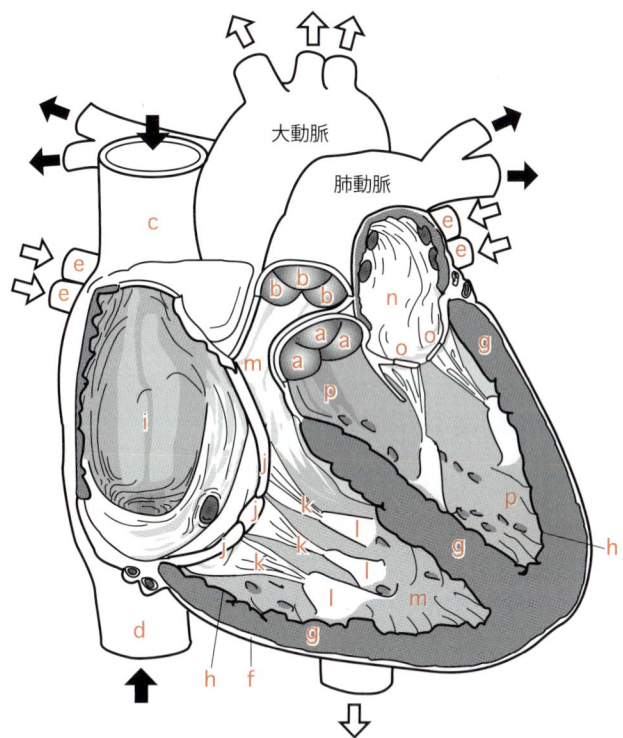

a	(❶)
b	(❷)
c	上大静脈
d	下大静脈
e	肺静脈
f	心外膜
g	心筋層
h	心内膜
i	右心房
j	(❸)
k	(❹)
l	(❺)
m	右心室
n	左心房
o	(❻)(二尖弁)
p	左心室

図2 心電図

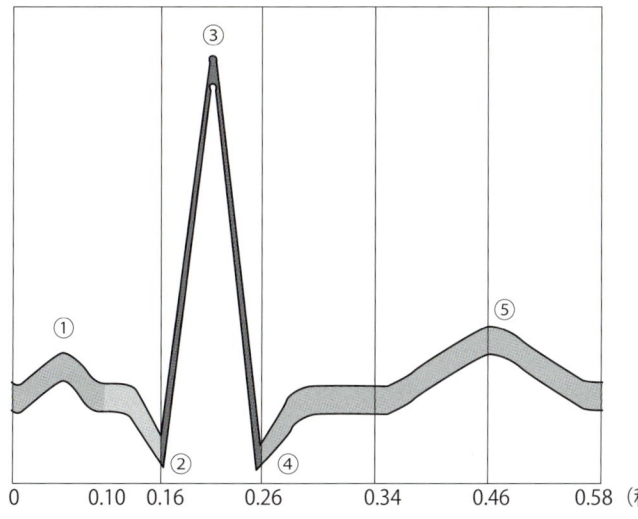

①	(❼)波
②	(❽)波
③	(❾)波
④	(❿)波
⑤	(⓫)波

2 循環器疾患

ショック shock

定義は？	一言で言うと，(❶　　　　　　　)のこと	
原因は？	何らかの原因で組織の血液の流れが悪くなり，全身に必要な酸素が送れなくなり，脳，心臓，肺，肝臓，腎臓など重要臓器の機能が低下した状態	
分類は？	①(❷　　　　　)ショック	循環血液が急激に失われて，組織の血流が悪くなる 例） (❸　　　　　)，激しい下痢，熱傷等で大量の体液が体外に失われたとき
	②(❹　　　　　)ショック	ポンプとしての心臓の異常により送り出す血液量（心拍出量）が減少するために組織への血流が減少する 例） (❺　　　　　)で心筋が壊死し血液が送れない 不整脈
	③(❻　　　　　)ショック	肺血流障害があると，肺から左心室への血液が障害されて，心拍数が低下しショックを生じる 例） ①(❼　　　　　)（心嚢内に大量の液体がたまって心臓を外側から圧迫する状態）で拍出する血液量が減少する ②肺動脈塞栓症で肺から左心室へ送られる血液が減少する
	④(❽　　　　　)ショック	末梢血管壁の緊張が低下するために，循環血液が多量に末梢血管内にたまり，循環する血液が減少する ①敗血症性ショック…ある種の細菌が分泌する毒素（エンドトキシン）は，細胞の壊死，出血など急激な全身症状を引き起こす ②アナフィラキシーショック…(❾　　　　　)抗体の関与する(❿　　　　　)型アレルギーで，血管抵抗が急激に低下する ③神経原性ショック…強い恐怖や上腹部の強打，脊髄損傷，脊椎麻酔などの際に，血管抵抗が低下する

人体の血液量について

人体の標準の血液量はどのくらいか？	体重の約 1/13 が血液量である 1/13 ＝ 0.08 だから，血液量は体重の（❶　　　）％と覚える 体重 60kg の人の血液量は， 60（kg）× 0.08 ＝ 4.8（L）と計算すればよい
どのくらい出血するとショックを起こすか？	血液量の（❷　　　）％が急速に失われるとショックを起こす 体重 60kg の人では，4.8L の 1/3 として 1.6L が出血の目安となる なお，出血は量の問題だけでなく，速さも重要な問題である 同じ量の出血でも進行が早いほど，変化が激しくなる

ショックに対する治療

全身管理と原因となった基礎疾患に対する治療を行う
早期治療がきわめて重要である

循環血液量減少性ショック	早急な（❸　　　）や（❹　　　）を行う
心原性ショック	心臓のポンプ機能の低下および末梢血管抵抗が上昇しているので，強心剤（カテコールアミン），利尿剤投与，抗不整脈剤等を使用する 薬剤の効果が不十分であれば，IABP（バルーンパンピング）などを考慮する
閉塞性ショック	緊張性気胸では胸腔ドレーンを挿入する 肺動脈血栓症は血栓溶解剤を使用する
敗血症性ショック	抗生物質を用いて感染菌を除去する
アナフィラキシーショック	アドレナリン，ステロイド，抗ヒスタミン剤が使用される
神経原性ショック	血管収縮薬，アトロピンが使用される

心奇形（先天性心疾患）

	病名	特色
チアノーゼ ❶	心室中隔欠損 ventricular septum defect	血液が左室から右室へ流入 (❷　　　　　)肥大をきたす
	心房中隔欠損 atrial septum defect	血液が左房から右房へ流入 胎生期の(❸　　　　　)開存によることが多い
	動脈管((❹　　　　　))開存 patent ductus arteriosus	動脈管は肺動脈と大動脈をつなぐ管である 通常生後2〜3週間以内で閉じるが，閉じない場合，大動脈血が肺動脈に流入
チアノーゼ ❺	ファロー四徴症 tetralogy of Fallot	4つの奇形　1. (❻　　　　　) 　　　　　　2. (❼　　　　　) 　　　　　　3. (❽　　　　　) 　　　　　　4. (❾　　　　　) ばち状指，赤血球増加もみられる すべて手術対象となる 根治手術は死亡率高い
	アイゼンメンジャー症候群 Eisenmenger syndrome	心室中隔欠損に(❿　　　　　)が重なるため，血液は右室から左室へ流れる 左右(⓫　　　　　)が肥大 ばち状指，赤血球増加もみられる 肺高血圧症のため手術は不可能 対症療法が主

心内膜炎（心臓の炎症の例として）

非感染性心内膜炎	(⓬　　　　　　　　　　　)(溶連菌)による(⓭　　　　　　　)による 溶連菌が直接，心内膜を侵すのではなく菌の産生物が心臓組織と(⓮　　　　　)をもつため，感染によって作られた抗体が内膜と抗原抗体反応して炎症を起こす 血栓や血栓の器質化物からなる疣贅（いぼ）が心内膜に付着した疣贅性心内膜炎がみられる
感染性心内膜炎	病原菌の約半数は緑色連鎖球菌，次に黄色ブドウ球菌の感染が多い 心内膜や弁膜に潰瘍を形成し，潰瘍性心内膜炎がみられる

> 必ず覚えること！

●心弁膜症

心臓には4つの弁がある．心弁膜症を理解するために，名称と弁膜の数を確認しよう．

図3 心臓の弁の位置関係

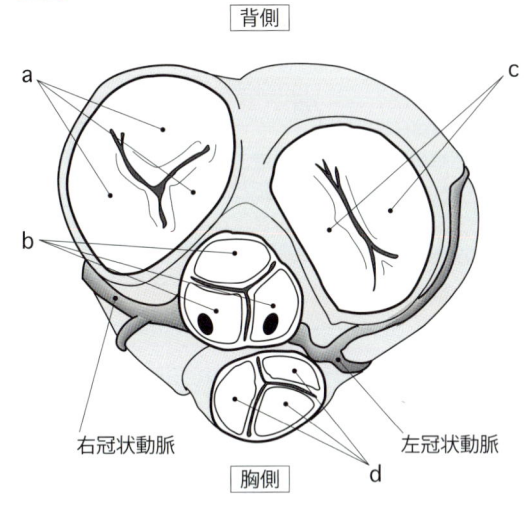

背側／右冠状動脈／左冠状動脈／胸側

	弁膜名	弁膜の数
a	(❶　　　　　)	3
b	(❷　　　　　)	3
c	(❸　　　　　)	(❹　　)
d	(❺　　　　　)	3

この図は心エコー（心臓の超音波検査）の理解も重要なので覚えよう．

覚え方は，ガスマスクに見立てて，目の位置が三尖弁と僧帽弁，鼻が大動脈弁で，鼻水が出ているところ．口は肺動脈弁と覚えてみよう．

上の図で血液が心臓の中を通る順序を弁の記号で述べよ	(❻　　　　　　　　　)

弁膜症は全心臓疾患の(❼　　　　　)％を占める．

原因	A群β型溶血性連鎖球菌((❽　　　　　))によるリウマチ熱が最も多い
病態など	心雑音や肥大を伴う 進行すると細菌性心内膜炎を合併することがある
	おのおのの弁に(❾　　　　　)と(❿　　　　　)および両者の複合型が起こる 僧帽弁と大動脈弁に起こることが多い 特に，(⓫　　　　　)の異常が弁膜症の50～70％を占める 僧帽弁閉鎖不全症＞僧帽弁狭窄症＞大動脈弁閉鎖不全症＞大動脈弁狭窄症

心肥大

組織学的には心筋細胞の肥大による心筋の(❶　　　)の増加である．つまり，心筋線維が(❷　　　)なることによって心臓が大きくなる．

		高血圧症のような(❸　　　)の増大でみられる 心室壁は(❹　　　)し，内腔は(❺　　　)する	
求心性肥大	病因	左室の心肥大の場合	大循環系の(❻　　　)，大動脈弁狭窄症
		右室の心肥大の場合	(❼　　　)で右心室肥大（これを(❽　　　)という）
拡張性肥大		心筋の肥大と心室内腔の(❾　　　) 僧帽弁や大動脈弁閉鎖不全で生じる	

図4 心肥大の種類

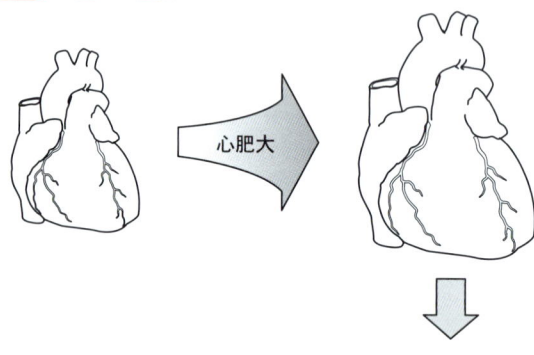

外観は見分けがつかないが，内部を見ると，2つの心肥大がある．

心室を水平面で切ると…

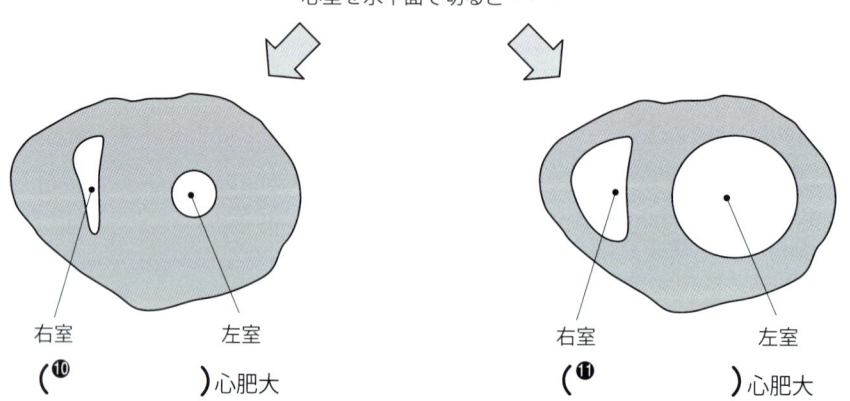

右室　左室
(❿　　　)心肥大

右室　左室
(⓫　　　)心肥大

虚血性心疾患

心臓の栄養血管である冠動脈が詰まると，心筋に必要な血液（酸素）が供給されないため，心臓の機能が低下する．狭心症，心筋梗塞が代表例である．

狭心症

英語名	(❶　　　　　　　　　)
臨床症状	心筋の(❷　　　　)虚血 痛みも一時的なもので，通常数分で消失する
分類	1. 運動負荷や精神興奮で発生する(❸　　　　)狭心症 2. 安静時に発生する(❹　　　　)狭心症 3. 運動や精神興奮で誘発されず，心電図で一過性のST上昇のある(❺　　　　)狭心症
検査	血清逸脱酵素①CPK，②GOT，③LDHは正常 心電図で通常，(❻　　　　) 異型狭心症は(❼　　　　)
治療	(❽　　　　　　　　　)の舌下投与で発作消失

心筋梗塞

英語名	(❾　　　　　　　　　)
臨床	冠動脈の閉塞による心筋(❿　　　　) 30分以上続く胸痛発作を伴う 好発部位は左心室で，左室前壁と中隔前部に多い
検査	血清逸脱酵素 ①(⓫　　　　)，②GOT，③LDH上昇 心電図では(⓬　　　　)，T波増高 ついで異常Q波，T波陰転(冠性T)がみられる
治療	ニトログリセリンは(⓭　　　　)，初期は絶対安静 1. 血栓を溶解する冠動脈内血栓溶解療法(PTCR*¹) 2. 狭窄部をバルーンのついたカテーテルで拡張する経皮経管冠動脈形成術(PTCA*²)

*1 percutaneous transluminal coronary recanalization の略
*2 percutaneous transluminal coronary angioplasty の略

重要!
酵素，心電図とも，この順序で異常が出現するので，順序も覚えよう

➡ 動脈の構造

動脈は内側から順に，内膜，中膜，外膜の3層から成っている（図5参照）．

➡ 動脈硬化症

発生する場所により次のように分類される．

粥状動脈硬化症	(❶　　　)にコレステロールが沈着して生じる 初期には沈着したコレステロールによる黄白色な扁平隆起が，動脈壁に散在性にみられる．これを(❷　　　)(粥腫)という．さらに進行すると石灰化，潰瘍化がみられるようになる(図6参照) 大動脈，冠動脈にみられる
中膜性動脈硬化症 ((❸　　　)動脈硬化症)	中膜の変性，壊死から石灰化を生じる 頸部や四肢の動脈にみられる
細小動脈硬化症	心，(❹　　)，脳などの細小動脈にみられる 内膜の(❺　　　)と増生，中膜の線維性肥厚を伴う 糖尿病患者によくみられる

動脈硬化は老化とともに進行し，ごく初期を除き不可逆的である．梗塞，動脈瘤が続発する．間歇性跛行も典型的続発症である．

➡ 動脈炎

閉塞性血栓性血管炎 ((❻　　　))	20歳〜40歳代の(❼　　)に好発 (❽　　)と関連 四肢の主幹動脈，特に(❾　　)の動脈に好発し，血管を閉塞する．間歇性跛行や壊疽を生じる
大動脈炎症候群 (高安病) (脈なし病)	若い(❿　　)に好発 大動脈と大動脈に近い基幹動脈，特に総頸動脈や鎖骨下動脈の壁の肥厚，狭窄，血栓形成 動脈内腔が狭くなり，脈が触れなくなる

図5 動脈（中型）と静脈（中型）の比較

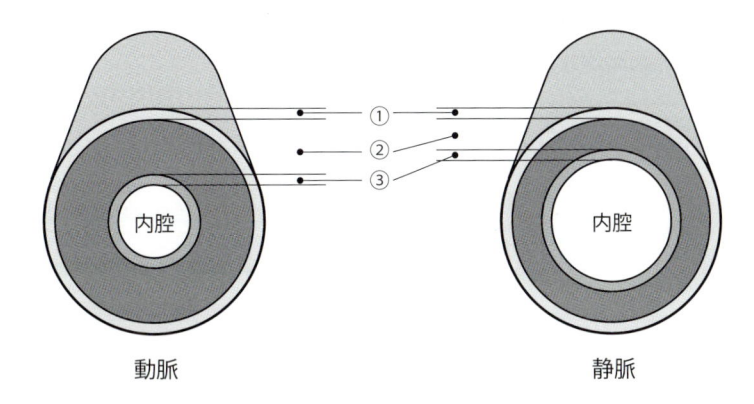

①	外膜	結合組織から成る
②	中膜	(❶　　　　　)細胞と(❷　　　　　)から成る
③	内膜	一層の(❸　　　　　)と結合組織から成る

同じ太さの動脈と静脈を比較すると，動脈は(❹　　　　　)が発達している．なお，静脈はこの図では描いていないが，逆流防止のための静脈弁がある．

図6 動脈硬化の進行

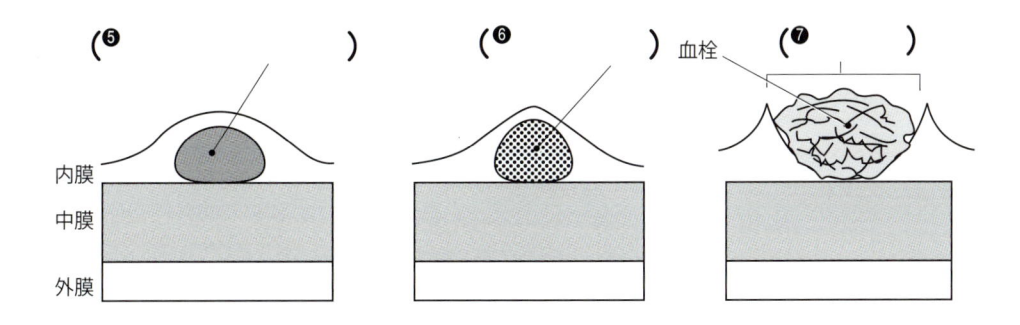

(❺　　　　　)　　(❻　　　　　)血栓　(❼　　　　　)

動脈瘤

動脈壁が限局的に瘤状に拡張した状態．

動脈瘤の構造による分類（図7参照）

真性動脈瘤	瘤壁が血管壁の（❶　　　）(3層)を有しているもの
仮性動脈瘤	（❷　　　）が形成されて，血管壁の構造を欠くもの
（❸　　　） （大動脈解離）	動脈自身の栄養血管の閉塞により，中膜の囊胞性壊死が原因．それにより大動脈に生じた亀裂から血液が中膜に進入し，内外2層に解離する 上行・弓部大動脈に好発

原因による分類

（粥状）動脈硬化性動脈瘤	（❹　　　）大動脈に好発 直径5cmを超えると破裂の危険性が高い
梅毒性動脈瘤	（❺　　　）大動脈に発生 最近はあまりみられない

いずれも進展によって動脈瘤は腫大し，放置すれば死の転帰をとる．

高血圧症

高血圧症の定義を述べよ	収縮期血圧が（❻　　　）mmHg以上，あるいは拡張期血圧が（❼　　　）mmHg以上に保たれた状態．診察室での血圧測定では表1の仮面高血圧と白衣高血圧に注意が必要である
高血圧症の分類をあげよ	1.（❽　　　　　　） 2.（❾　　　　　　）
本態性高血圧症はどのようなものか？	高血圧症のうちで，血圧を上げる原因の（❿　　　）なものである．高血圧症の（⓫　　　）％を占める．遺伝，生活環境，食事が誘因と考えられている（表2参照）
二次性高血圧症はどのようなものか？	高血圧症のうちで血圧を上げる原因の（⓬　　　）なものを指す．原因で最も多いのが（⓭　　　）の病気で，これを腎性高血圧という．次に多いのが（⓮　　　）の病気で，副腎由来のホルモンが過剰に分泌されて起こる（表3参照）

図7 動脈瘤の分類

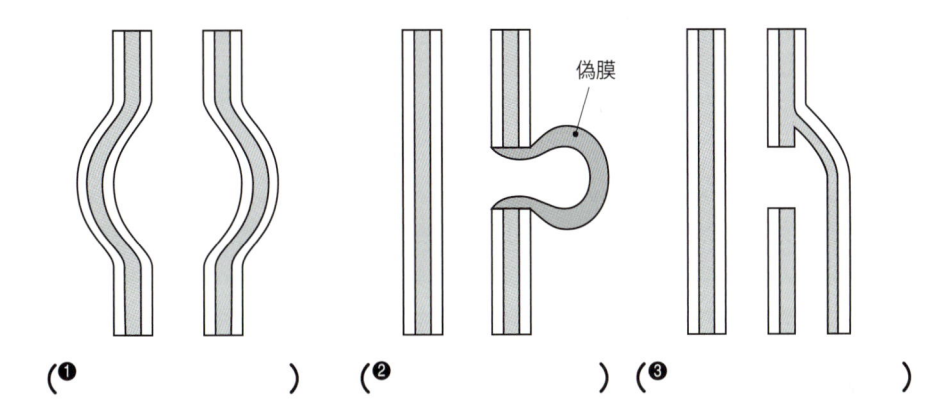

（❶　　　　　）（❷　　　　　）（❸　　　　　）

動脈瘤の分類を理解するには中膜に注目しよう．
1．真性動脈瘤は中膜は途切れていない．
2．仮性動脈瘤は中膜は途切れて，偽膜ができる．
3．解離性動脈瘤は動脈内面から血液が中膜を破って流入し，中膜が内外に解離している．

表1 仮面高血圧と白衣高血圧の比較

仮面高血圧	普段は（❹　　　　　）なのに，診察室での血圧測定では（❺　　　　　）となる現象．診察室では正常血圧のため，本来の高血圧がマスク（仮面）されるということ．
白衣高血圧	普段は（❻　　　　　）なのに診察室で医師や看護師が血圧測定をすると血圧が上昇して（❼　　　　　）と診断される現象．

表2 本態性高血圧の分類

良性高血圧症	中年以降に出現し，慢性の経過をとる
悪性高血圧症	（❽　　　　　）に多く，急速に進行し死に至る

表3 二次性高血圧症の分類

腎臓の疾患が原因	1．急性ないし慢性（❾　　　　　） 2．慢性腎盂腎炎 3．多発性嚢胞腎
副腎のホルモンが原因	1．原発性アルドステロン症 2．（❿　　　　　） 3．褐色細胞腫

3 呼吸器疾患

肺の構造（図1，2，3参照）

　肺は胸部にある左右一対の呼吸器官．成人の肺は両方とも25～30cmの長さで，ほぼ円錐形をしている．2つの肺は，(❶　　　　　)（胸隔中央部にある厚い隔壁）によって分けられ，縦隔には，心臓，気管，食道，血管が収まっている．

　肺は，胸膜とよばれる二重の保護膜で覆われており，胸壁側の壁側胸膜と肺側の臓側胸膜（肺胸膜）より成る．この二重の膜の間を胸膜腔といい，ここにふつう少量の(❷　　　　　)が入っており，潤滑油の役目をする．口や鼻から吸い込んだ空気は，気管を通り，第5胸椎の前で左右2つの気管支に枝分かれする．分かれた気管支は左右の(❸　　　　　)から肺の中に入る．左肺は(❹　　)葉，右肺は(❺　　)葉から成る．気管支は肺の中で次のように分岐をして，最後に肺胞に至る．

区域気管支から肺胞への分枝の経路はどのようになっているか？	区域気管支→小葉間細気管支→(❻　　　　　　　　　　)→呼吸細気管支→(❼　　　　　　　　)→肺胞嚢→肺胞
太い気管支から最終的に肺胞に行くまでに何回分岐するか？	約(❽　　)回分岐をする
気管支はどのような上皮で覆われているか？	気管支の上皮は(❾　　　　　　　)であり，終末細気管支までは細胞の形は円柱形でその気道側に細かいブラシがあり，(❿　　　　　　　)とよばれる
気管支に扁平上皮はあるか？	本来は扁平上皮は(⓫　　　　　　　) 風邪や喫煙などで炎症刺激が加わると線毛が抜け，円柱上皮が(⓬　　　　　　　　　)を起こすことにより扁平上皮が肺内にみられるようになる
肺胞はどのような上皮で覆われているか？	肺胞はⅠ型およびⅡ型の2種類の肺胞上皮で覆われ，(⓭　　　　　)肺胞上皮は扁平で肺胞表面を広く覆い，(⓮　　　　　)の役割をしている (⓯　　　　)肺胞上皮は表面活性物質(⓰　　　　　　　)を産生しており，この産生によって肺胞は表面張力を低下させて球形を維持している
肺の色は何色か？	肺の組織の色は本来は白色であるが，実際に観察されるのは程度の差はあるがほぼ(⓱　　　　)である 肺組織の色はまず(⓲　　　　　　　)の度合いに依存する．非喫煙者でも都市生活者では灰色である．日常的にさらされる空気の条件のほうが影響が大きいわけである．喫煙者の場合，そこからさらに悪影響を受けるので，確かに極端な喫煙者は真っ黒である 肺の中の黒い部分は主に炭粉である．肺門部のリンパ節は炭粉を含んで黒いが，腹腔内のリンパ節は白色である

46

図1 肺の構造

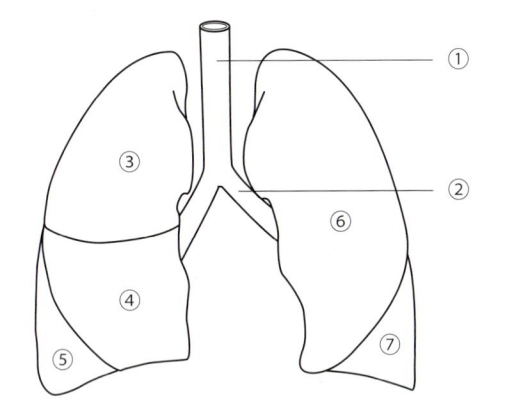

肺は基本的には3葉で，左肺は心臓の部分だけ1葉少ないと覚えよう．

①	(❶　　　　　　)	
②	(❷　　　　　　)	
③	右上葉	右肺
④	右中葉	
⑤	右下葉	
⑥	左上葉	左肺
⑦	左下葉	

図2 肺とその周辺の器官との関係

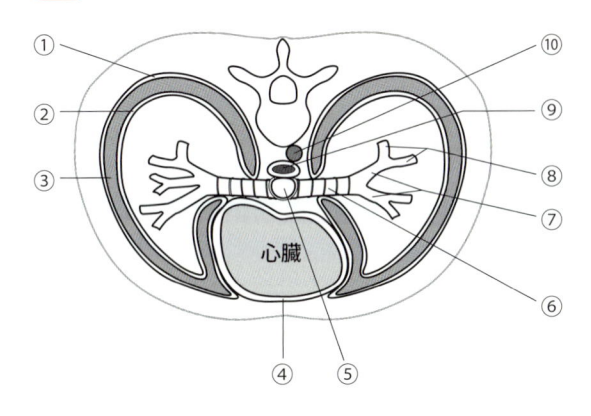

ここで重要なのは肺の中には気管はないということである．肺の中には(❸　　　　　)しかない．

①	壁側胸膜
②	臓側胸膜
③	(❹　　　　　　)
④	(❺　　　　　　)
⑤	気管
⑥	気管支
⑦	葉気管支
⑧	区域気管支
⑨	(❻　　　　　　)
⑩	(❼　　　　　　)

図3 呼吸細気管支以下の構造

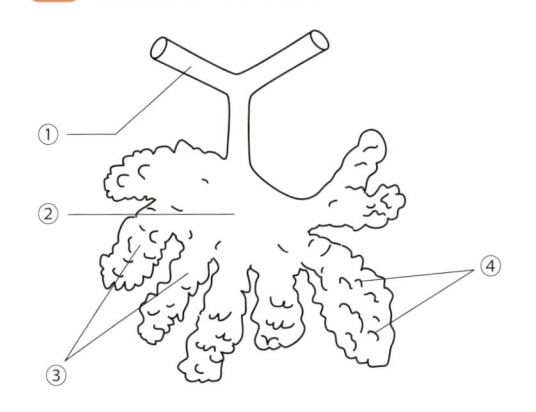

①	(❽　　　　　　)
②	肺胞管
③	(❾　　　　　　)
④	肺胞

呼吸細気管支以下の構造を(❿　　　　　)ともいう．

3　呼吸器疾患　47

肺炎

肺の炎症である．

| 肺炎が生命に危険な理由は何か？ | 肺の急性炎症は，滲出性炎症の病型をとることが多いので，肺の呼吸面が減少して，窒息現象を起こすためである |

肺炎の分類

細菌性肺炎	(❶　　　)肺炎（小葉性肺炎）	連鎖球菌やブドウ球菌などの細菌感染によるものと，異物の誤嚥によるものがある 病変は細気管支から広がり小葉単位に(❷　　　)にみられる（図4，5参照）．肺胞内には(❸　　　)が多くみられる 小児，高齢者にみられ，今なお多い
	(❹　　　)肺炎	細菌，とくに(❺　　　)の感染による肺の1葉もしくは2葉が均質に侵される（図4，5参照）．(❻　　　)単位の炎症で，肺胞内への(❼　　　)の析出が高度抗生物質の発達で，近年かなり減っている
間質性肺炎		炎症の場が，(❽　　　)や周囲の結合組織にみられるもの（図5参照） ウイルス，(❾　　　)，放射線などによるものと，原因不明のものがある 原因不明のものは(❿　　　)とよばれる．その中で，急激な経過をたどり死に至るものを(⓫　　　)Hamman-Rich症候群という
ウイルス性肺炎		炎症の場は肺胞よりも肺胞壁にみられ，(⓬　　　)に属する サイトメガロウイルス肺炎では(⓭　　　)をもった細胞が出現
マイコプラズマ肺炎		マイコプラズマとは，ウイルスと細菌との(⓮　　　)性質をもった，自己増殖可能な微生物である．春と秋に多発し，以前は(⓯　　　)年ごとに流行のピークがあるとされてきたが，最近では1年を通じて発症が認められる．(⓰　　　)が効かず，通常の肺炎と異なることから(⓱　　　)ともいわれる 症状からは他の肺炎と診断がつかないため，臨床検査では，病原体を分離するか，血清中の病原体に対する特異抗体を証明するか，(⓲　　　)の上昇をみる必要がある
ニューモシスチス・カリニ肺炎		病原体は(⓳　　　)類に属する (⓴　　　)や抗癌剤投与の免疫力の低下した患者にみられる

図4 大葉性肺炎と気管支肺炎の比較

大葉性肺炎　　　　　気管支肺炎

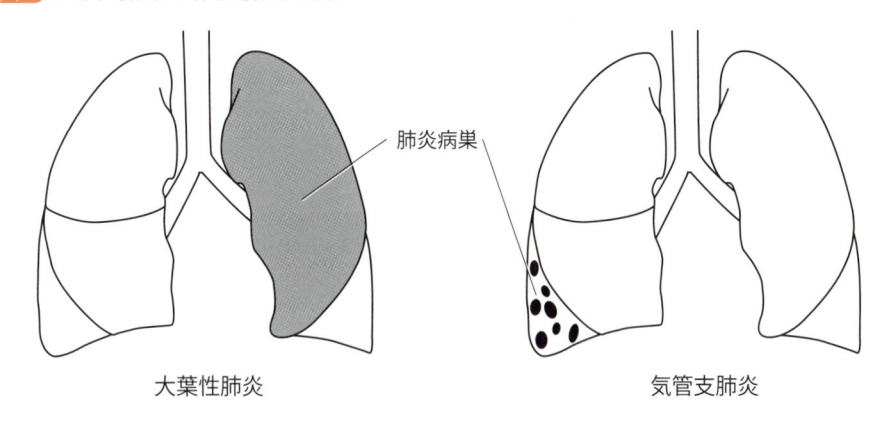

肺炎病巣

図5 3種類の肺炎の形態的な違い

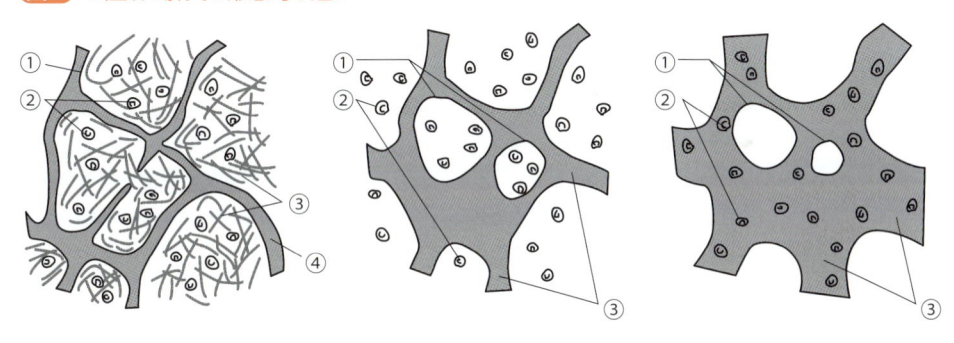

大葉性肺炎	
①	肺胞
②	好中球
②	(❶　　　　)
④	肺胞中隔

気管支肺炎	
①	肺胞
②	(❷　　　　)
③	肺胞中隔

間質性肺炎	
①	肺胞
②	好中球
③	(❸　　　　)

3　呼吸器疾患

閉塞性肺疾患

気道が塞がれ，呼気（吐く息）の排出が障害されて起こる疾患．

慢性に経過するので，慢性閉塞性肺疾患 chronic obstructive pulmonary disease（略：COPD）といわれる．肺機能検査で肺活量は（❶　　　）または増加，1秒率が（❷　　　）する．

慢性気管支炎	臨床的には長期間，せきと痰が出る状態（毎年3カ月以上，少なくとも2年連続） 組織学的には気管支（❸　　　）の増生と炎症細胞の浸潤 肺気腫が続発することが多い
気管支喘息	急に呼気性呼吸困難発作が起きる．発作の際，特有の呼吸音（喘鳴）がする．気管支のけいれんと粘液分泌が亢進する．喀痰中に好酸球が多くみられる 原因によって，特定のアレルゲン（抗原）を吸入して起こるアトピー性喘息と，特定のアレルゲンが認められない非アトピー性喘息に分けられる． 後者は，呼吸器感染や，ストレスに対する心因反応として生じる．アレルギーは（❹　　　）アレルギーで，アレルゲンには花粉，粉塵，食品，ダニなどがある
肺気腫（図6参照）	肺胞壁の破壊による肺胞腔の拡張である．したがって肺の（❺　　　）が増加する（スポンジでいうなら，通常は細かい中の気泡が，大きく粗くなった状態） 肺の中に直径1cm以上の大きな気腫空胞がみられる場合，これを（❻　　　）（bulla）という 進行すると肺に流入する血液の流れが悪くなり，上流にあたる心臓（肺動脈経由）に逆流して右心肥大を起こす．これを（❼　　　）（肺が原因の心不全）という（図7参照）

図6 肺気腫の経過

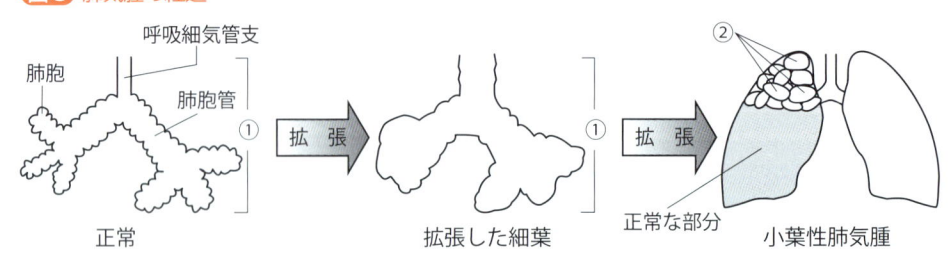

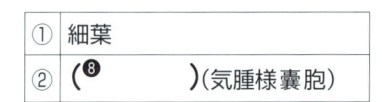

①	細葉
②	（❽　　　）（気腫様嚢胞）

50

拘束性肺疾患

肺は呼気と吸気で大きさが変化するが，これは肺に弾力性があるためである．このような肺の弾力性が失われたため(❶　　　　)が障害された疾患．

肺機能検査のうち肺活量は(❷　　　　)，1秒率は(❸　　　　)である．

肺線維症	肺胞壁の結合組織が広範囲に(❹　　　　)したもの びまん性間質性肺炎とほぼ同意語である ガス交換ができないので，呼吸困難と(❺　　　　)を呈する 慢性右心不全，肺高血圧症，(❻　　　　)を引き起こす(図7参照)	
塵肺症	空気中の粉塵が肺に沈着し，線維化した状態 吸入した粉塵により発生し，職業病でもある	
	炭粉症	都市生活者(排気ガスなどの大気汚染のため) 炭鉱労働者にみられる
	ケイ肺症	ケイ酸 SiO_2 を扱う石工，鉱山労働者にみられる
	石綿症	石綿(❼　　　　)を扱う労働者にみられる 肺癌，(❽　　　　)が合併することがある 組織や痰の中に鉄亜鈴状の石綿小体がみられる

吸入した粒子のうち5μmより大きなものは上気道までの進入にとどまる．2μm以下の粒子が肺胞にまで達する可能性がある．

図7 肺性心のメカニズム

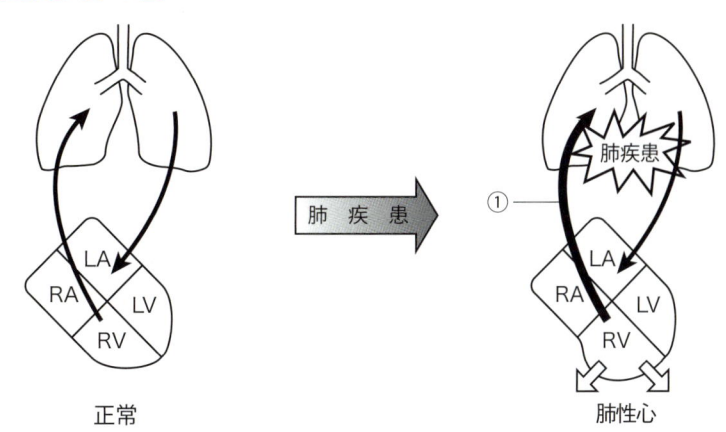

正常　→ 肺疾患 →　肺性心

種々の呼吸器疾患(肺気腫，肺線維症，肺癌など)が肺内で大きくなると，肺内を通る血液の抵抗が増加する．これにより，肺動脈内の血液が上昇して①(❾　　　　)となる．さらに右室が拡張・肥大したのが肺性心である．

結核

結核は結核菌によって起こる慢性および急性の感染症である．

結核の病原体である結核菌の学名は何か？	Mycobacterium tuberculosis である
結核菌を発見したのは誰か？	1882年にドイツの(❶　　　　　　)によって発見され、90年には、コッホによって(❷　　　　　　　　　)が考えだされて，結核の診断が可能になった．1923年にはフランスで(❸　　　　　)が開発された
ツベルクリン反応は何型アレルギー反応か？	典型的な(❹　　　　　)アレルギー反応(❺　　　　)アレルギー反応)である
ツベルクリン反応が陰性の場合は何をするか？	ツベルクリン検査は，結核菌に感染しているかどうかを調べるもので，陰性の場合には(❻　　　　　　　　　　)を接種し，免疫をつくる．陽性でも感染しているとは限らないため，以前は陽性者全員にX線検査をおこなっていたが，放射線被曝の問題もあり，現在では医師が必要とした者と強陽性者だけに限られている
結核に感染した部位の特色をあげなさい	結核菌感染によってできた(❼　　　　　　　)の組織学的な特徴は，中心部に(❽　　　　　)がみられ，その周辺に(❾　　　　　)，(❿　　　　　　)が取り囲み，最外層にリンパ球浸潤と線維芽細胞の増殖がみられる．このように特有な肉芽腫を形成し，顕微鏡または肉眼で診断が可能であるので(⓫　　　　　　　)という(図8参照)．肺以外の組織にも感染するが，最初に感染((⓬　　　　　)するのはほとんど(⓭　　　　)で，発病するのも肺が一番多い
結核の流行で，注意すべき施設はあるか？	近年の急速な高齢化に伴い，老人施設や精神病院での集団感染が問題となっている
結核の消毒で注意すべき点は何か？	消毒については結核菌は抵抗性が強く，(⓮　　　　　　　　　)は無効であることは注意しなければならない．また，結核菌は胃液でも(⓯　　　　　　　)(痰を飲み込むと結核が消化管内を広がっていく)

結核の進展

第一次結核症 (図9 a参照)	結核菌が経気道的に肺に侵入して特異性炎を起こし，(⓰　　　　　)を形成し，さらにリンパ行性に肺門部のリンパ節に侵入して特異性炎症を起こす．この肺と所属リンパ節の病変を(⓱　　　　　　)という．この段階で，通常は自然治癒し，ツベルクリン反応が(⓲　　　　)となる
第二次結核症 (図9 b, c参照)	初期変化群の成立後に，結核菌と生体との関係で，生体のほうが結核菌に対する抵抗性が弱いと発病し，(⓳　　　　　　)(気管支を介する)，リンパ行性，血行性に肺または全身に広がる．全身の諸臓器への血行性転移を，粟粒大の結核結節が多数みられることから(⓴　　　　　　)という

結核の検査

1. 胸部Ｘ線検査
2. ツベルクリン反応
3. 喀痰を（❶　　　　　　　　　　　　　　　）で結核菌を染めて検出し，量を
   （❷　　　　　　　　　　　）で表わす
4. 通常の培地では培養されず小川培地で培養されるが，発育は遅く陽性の場合，集落が認められるのに（❸　　　　　　　　　）かかる．このため最近は遺伝子工学を応用した検査が行われている

結核の治療

まず化学療法が選択される
① ２者併用はイソニアジド（INH）とリファンピシン（RFP）を投与
② ３者併用は①にエタンブトール（EB）またはストレプトマイシン（SM）を加える

図8　結核結節の構造

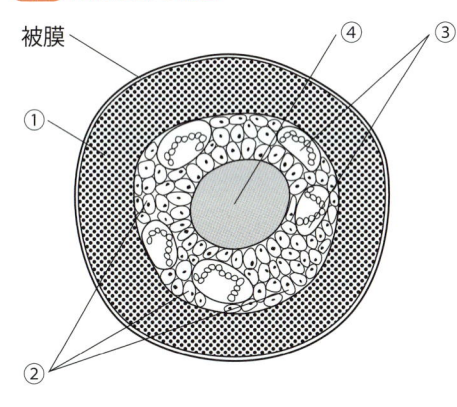

①	(❹　　　　　　　　　　　）
②	(❺　　　　　　　　　　　）
③	(❻　　　　　　　　　　　）
④	(❼　　　　　　　　　　　）

図9　結核の進展

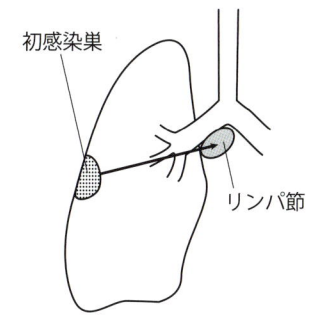

a．初期変化群　　b．管内性進展　　c．血行性進展

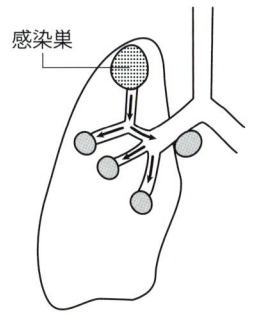

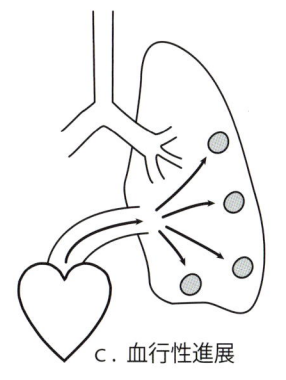

肺癌

肺癌の最近の傾向を述べよ	肺，気管支などに発生する悪性腫瘍．1993年に，男性では肺癌死亡数が胃癌死亡数を超え，癌死亡数の（❶　　　　　）になった．女性では大腸癌に次いで2位である（2009年）
肺癌の危険因子は何か？	肺癌の発生原因はまだ明らかではないが，（❷　　　　　）が危険因子であることが分かっている．毎日喫煙し，喫煙開始年齢が若い人ほど，肺癌になるリスクは高くなる．一般に，1日に吸うタバコの本数に喫煙年数をかけた数値が（❸　　　　　）の重喫煙者はハイリスク群といわれる．そのほか，大気汚染や放射線物質などとの関連も指摘されている
原発性肺癌にはどのような種類があるか？	肺癌は組織型により，腺癌，扁平上皮癌，小細胞癌，大細胞癌に分類される（表1参照）
最も多い肺癌はどの癌か？	最も多いのが（❹　　　　　）で，男性肺癌患者の40％，女性肺癌患者の70％以上を占めるとされる．（❺　　　　　）といって，肺の末梢に発生しやすいタイプである（図11参照）
次に多いのはどの癌か？	次に多いのが（❻　　　　　）で，（❼　　　　　）といって，気管支が肺に入った部分の太い気管支に発生するタイプである
悪性度の高い肺癌は何か？	（❽　　　　　）は肺癌の約15％を占める．増殖が早く，脳やリンパ節，肝臓，骨などにも転移しやすい悪性度の高い癌である
異所性ホルモン産生腫瘍を解説せよ	異所性ホルモン産生腫瘍とは，ホルモンが本来の産生される場所とは異なる部位に発生した腫瘍から産生されることである代表例として（❾　　　　　）が（❿　　　　　）やADH，hCGを産生する場合がある
肺癌の患者に縮瞳，眼瞼狭小，眼球後退の症状が現れることがある．これはなぜか？	パンコースト型肺癌は肺癌が（⓫　　　　　）に発生したものをいい，上腕神経叢や頸部交感神経に浸潤して縮瞳，眼瞼狭小，眼球後退の三主徴を伴う（⓬　　　　　）を発症しやすい（図10参照）．左の問は，肺尖部に肺癌のある患者にホルネル症候群の症状が現れたと解釈できる

図10 パンコースト型肺癌とホルネル症候群

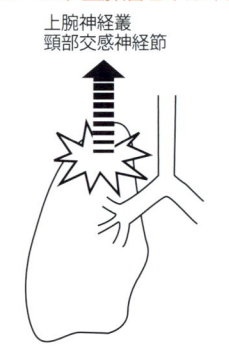

肺尖部にできた腫瘍は胸壁を浸潤し，頸部交感神経の第2ニューロンを障害する．そのため，ホルネル症候群が起こる．

表1 肺癌の組織型による比較

	扁平上皮癌	腺癌	小細胞癌	大細胞癌
発生部位	(❶　　　)	(❷　　　)	(❸　　　)	(❹　　　)
予後	比較的良好	(❺　　　) 腫瘍が小さくても早期に転移する	(❻　　　) 腫瘍が小さくても早期に転移する	不良
頻度	40％	40〜50％	15％	5〜10％
男女差	圧倒的に(❼　　)に多い	2：1で(❽　　)に多い	男性に多い	
喫煙との関係	(❾　　　)	弱い	やや関係あり	弱い
転移	比較的少ない	血行性には脳に転移しやすい	血行性には副腎に，リンパ行性には縦隔に多い	
その他	空洞形成		異所性ホルモン産生腫瘍のことがある	

図11 肺門型と肺野型の違い

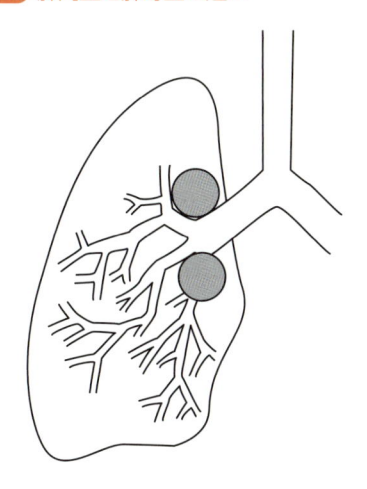

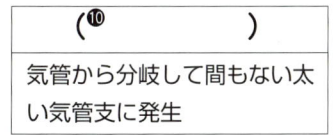

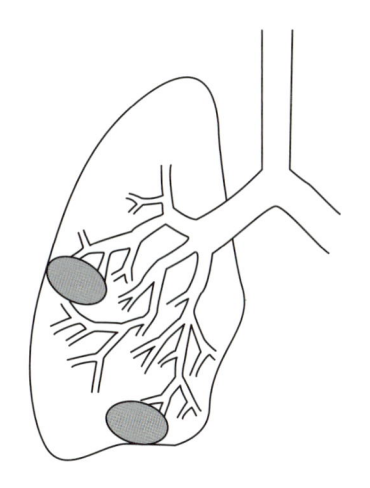

(❿　　　　)
気管から分岐して間もない太い気管支に発生

(⓫　　　　)
気管支が何度も分岐して肺胞の近くの細い気管支に発生

4 消化器疾患

胃の構造

胃の位置を述べよ　　　胃は（❶　　　　　）下部の袋状の臓器である

図1 胃の部位名

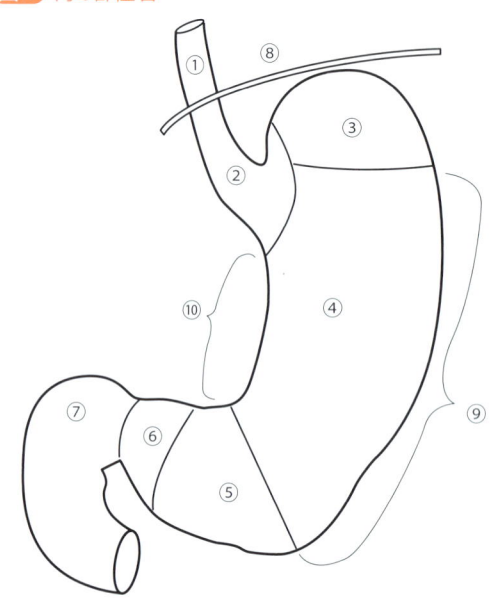

①	食道
②	(❷　　　　　　)
③	(❸　　　　　　)
④	胃体部
⑤	(❹　　　　　　)
⑥	(❺　　　　　　)
⑦	十二指腸
⑧	横隔膜
⑨	(❻　　　　　　)
⑩	(❼　　　　　　)

食道は横隔膜を貫通して，そこから噴門部を通って胃に入る．（❽　　　　　）とよばれる大きな半球状の末端は，横隔膜の左円蓋内に収まっている．胃底部直下の領域は（❾　　　　　）とよばれる．さらに幽門前庭部を経て幽門部に至る．

食道は，胃底部の上からではなく右横から入ることに注意！！

胃の粘膜と腸の粘膜の違いを述べよ	胃の粘膜は（❿　　　　）という深くくぼんだ構造を作る．図2～4は絨毛を描いているのではないので注意　小腸には絨毛がある	
胃の粘膜の分泌細胞とその機能を述べよ	主細胞	(⓫　　　　　) の分泌
	傍細胞（壁細胞）	(⓬　　　　　) の分泌
	副細胞	(⓭　　　　　) の分泌
	G細胞	(⓮　　　　　) の分泌
胃の筋層の特色を述べよ	胃の筋層は3層の（⓯　　　　）から成り，その種類は，内斜・中輪・外縦と覚えるとよい　噴門部と幽門部では，筋層が（⓰　　　　）なり，それぞれ噴門括約筋と幽門括約筋として，（⓱　　　　）を防いでいる	

図2 噴門部の分泌腺

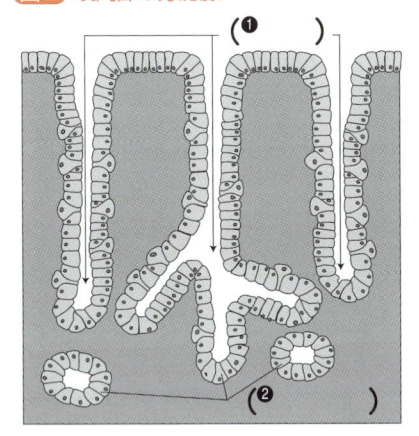

(**❶**)

(**❷**)

図3 胃体部と胃底部の分泌腺

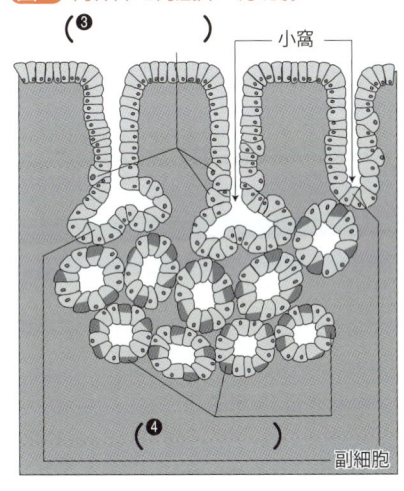

(**❸**)　小窩

(**❹**)

副細胞

図4 幽門部の分泌腺

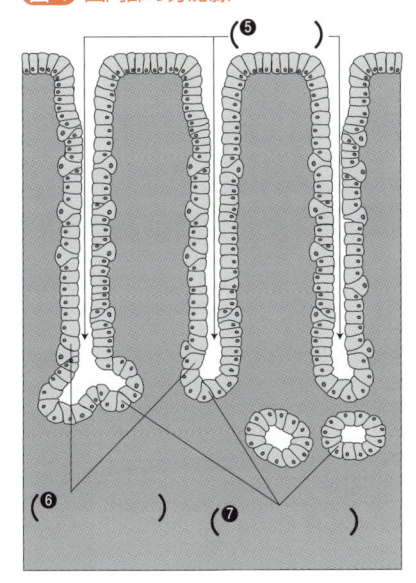

(**❺**)

(**❻**)　(**❼**)

正常の胃は，このページの図2，3，4に示すように部位によって組織構造に差がある．

噴門部と幽門部の分泌腺の特色を述べよ（図2，図4参照）	噴門部と幽門部の分泌腺は，基本的に構造は同じで，粘液を分泌する副細胞が多い．噴門部と幽門部の違いは，幽門部は深い小窩が多いこと．幽門部には（ **❽**　　　　　）を分泌するG細胞があることである
胃体部と胃底部の分泌腺の特色を述べよ（図3参照）	胃体部と胃底部の分泌腺は，胃本来の分泌細胞なので，（ **❾**　　　　　　　　）ともいわれる．主細胞と傍細胞，副細胞から成る
固有胃粘膜は加齢とともにどのように変化するか？	固有胃粘膜は，加齢とともに徐々に腸粘膜に置き換えられていく．これを（ **❿**　　　　　　　）という
	腸上皮化生は胃の幽門部からはじまり，胃体部へ進む．腸の粘膜が徐々に上に上がってくると理解すればよい．ペプシンや塩酸が分泌されないので，老人は肉を食べるのが苦手となる

4　消化器疾患

胃炎

急性胃炎

どのような病理所見がみられるか？	（質問は，胃粘膜を顕微鏡で見て，どのような特徴があるかということをたずねている） 胃粘膜の充血，浮腫，(❶　　　　　　　)浸潤，粘膜上皮および腺上皮の変性，剥離がみられる
原因はどのようなものがあるか？	急性胃炎の原因を外因と内因から分けて 外因性の場合…単純性胃炎，薬剤性胃炎，細菌性胃炎，腐食性胃炎 内因性の場合…アレルギー性胃炎，化膿性胃炎
急性胃炎はカルテにどのような名称で記載されるか？	急性胃潰瘍を含めて急性胃粘膜病変 acute gastric mucosal lesion ((❷　　　　　　)と記載されることが多いので，覚えておこう

慢性胃炎

どのような病理所見がみられるか？	胃粘膜は(❸　　　　　)し，リンパ球を主体とする細胞浸潤がみられる 萎縮は幽門腺領域に発生し，胃底腺領域に向かって広がっていくことが多い
原因はどのようなものがあるか？	胃粘膜はさまざまな刺激によって，つねに粘膜上皮の破壊と修復が繰り返されるためである また，近年胃粘膜内にらせん形をした細菌である(❹　　　　　　　)が発見され，このピロリ菌によって胃内に(❺　　　　　　　)を生じ，粘膜傷害を起こすことが明らかにされ，慢性胃炎の成因のひとつとして注目されている

胃潰瘍

胃潰瘍とはどのような病変か？	胃粘膜表面の(❻　　　　　　　)を示す病変である．組織の欠損の深さによりUlⅠ～UlⅣの4段階に分類される（図5参照）．くぼみが浅いUlⅠは，(❼　　　　　　)という
胃潰瘍の原因は何か？	胃潰瘍と十二指腸潰瘍は，両方まとめて(❽　　　　　)潰瘍とよばれ，粘膜の(❾　　　　　)と(❿　　　　　)のバランスがくずれて生じるとされている 防御因子には，粘膜の血流，粘液，粘膜細胞の増殖能などがある．攻撃因子としては，(⓫　　　　　)，(⓬　　　　　)，ストレス，薬物，(⓭　　　　　)という酸性条件下で生息する細菌などがあげられている

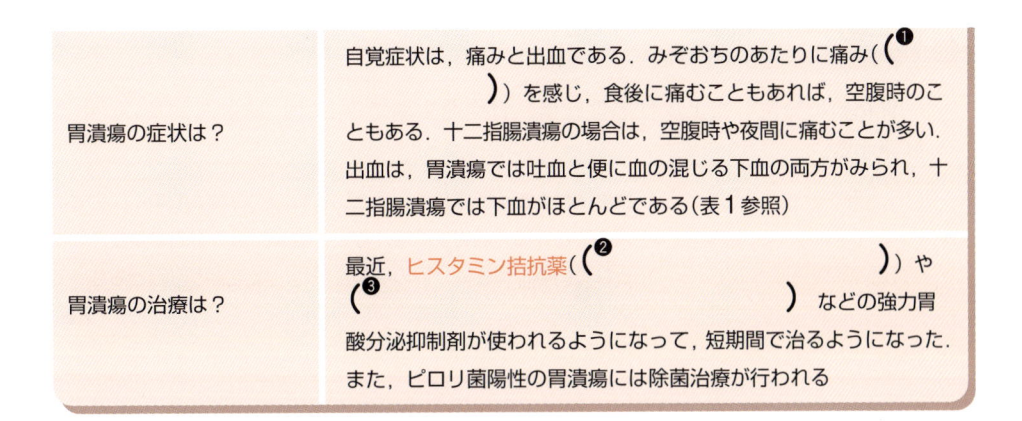

胃潰瘍の症状は？	自覚症状は，痛みと出血である．みぞおちのあたりに痛み（❶　　　　　　）を感じ，食後に痛むこともあれば，空腹時のこともある．十二指腸潰瘍の場合は，空腹時や夜間に痛むことが多い．出血は，胃潰瘍では吐血と便に血の混じる下血の両方がみられ，十二指腸潰瘍では下血がほとんどである（表1参照）
胃潰瘍の治療は？	最近，ヒスタミン拮抗薬（❷　　　　　　　　　　　　）や（❸　　　　　　　　　　　　　　　　　　　　　　）などの強力胃酸分泌抑制剤が使われるようになって，短期間で治るようになった．また，ピロリ菌陽性の胃潰瘍には除菌治療が行われる

図5 消化性潰瘍の深さによる分類

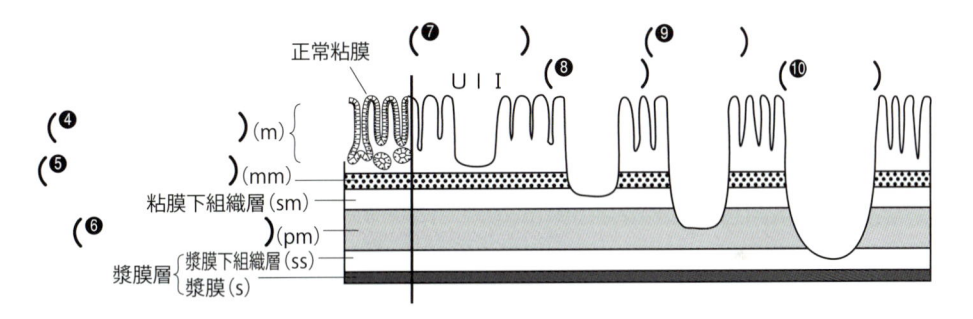

正常粘膜
（❹　　　）(m)
（❺　　　）(mm)
粘膜下組織層(sm)
（❻　　　）(pm)
漿膜層 ｛漿膜下組織層(ss) / 漿膜(s)｝
（❼　　　）U I I （❽　　　）（❾　　　）（❿　　　）

表1 さまざまな出血

吐血	食道，胃から出血した血液を口から吐き出すこと		血液が胃内で胃液と混ざると，酸の作用で（⓫　　　　　　　　）を呈する （⓬　　　　　　　），胃潰瘍，胃癌などの場合
下血	肛門から便に混じって血液が出ること	上部消化管からの下血の場合…	腸内で消化を受けて出てくると（⓭　　　）の（⓮　　　　　　）となる（⓯　　　　　　　　　　　），胃癌，胃炎などの場合
		下部消化管からの下血の場合…	下部結腸，直腸，痔からの出血は消化されないので（⓰　　　）の混じった（⓱　　　　　　）である 赤痢，（⓲　　　　　　），痔核などの場合
喀血	肺や（⓳　　　　　　）から出血した血液を口から吐くこと		酸素が豊富なので（⓴　　　　　　）を呈し，（㉑　　　）が混じっているのが特色である

4　消化器疾患

胃癌

胃粘膜に発生した上皮性悪性腫瘍．胃癌発生率でみると，日本人に多い．中高年に好発する

胃癌の原因を述べよ	食生活が大きく影響しているといわれる．日本人に多く発生する原因のひとつに，漬物や味噌汁など，塩辛いもの中心の食生活があげられている．最近は，胃の中に生息し，胃潰瘍の原因ともなっている（❶　　　　　　　　　　　）菌が，WHOにより発癌物質と認定された

早期癌と進行癌

早期癌は発生してどのくらいの癌のことか？	病理学の早期癌とは，時間的な表現では（❷　　　　）．これは重要である．胃癌の進展度は，（❸　　　　　）から胃壁への浸潤の度合いで表現される
早期癌の定義を述べよ	癌細胞が（❹　　　　　　　　）までにとどまっているもののこと 肉眼的な粘膜面の状態によって基本的にⅠ～Ⅲ型に分類される（図6参照）．早期癌は，発生してから2カ月とか3カ月というような時間的な表現ではなく，胃壁を観察して，粘膜層ないし粘膜下層に癌がとどまっているという病理学的な表現である
進行癌の定義を述べよ	癌細胞が（❺　　　　　　　　）まで浸潤しているもの 進行癌は，肉眼的に（❻　　　　　　　　）Borrmann分類によって分類される（表2，図7参照）

早期癌では，ほとんど症状を自覚しない場合が多い．早期癌で見つかれば，5年生存率は95%以上と予後が良好であるので，定期検診の受診が重要である．

胃癌の転移

胃癌の他臓器への転移では，特に（❼　　　　　）に転移することが多い．高分化型腺癌が肝臓に転移しやすい．

癌性腹膜炎	低分化腺癌が腹腔内全体に広範囲に（❽　　　　　　　）したもの 実際に腹膜炎では（❾　　　　）ことに注意
ウィルヒョウ転移	胃癌の（❿　　　　　　　　　　）への転移をいう
クルーケンベルグ転移	胃癌などが（⓫　　　　）に転移して腫瘍を形成したもの
シュニッツラー転移	胃癌が，女性の場合は（⓬　　　　　　　　）（直腸子宮窩），男性の場合は直腸膀胱窩に播種したもの

人名のついている病名，転移などは試験に高い確率で出題される

表2 主要な胃癌の組織型分類

胃癌は幽門（❶　　　　　　）に好発し，ほとんどが（❷　　　　）である．

下記の表のように組織型によって好発患者や予後が異なるのでまとめておく．

組織型		特色
高分化型腺癌	乳頭腺癌	（❸　　　　　）や男性に多い 発生母地は胃の（❹　　　　　　）細胞 胃壁内で限局性発育
	管状腺癌	進行するとボールマン1～3型 肺や肝臓には（❺　　　　　）が多い 腹膜播種はほとんど（❻　　　）
低分化型腺癌	（❼　　　　）	（❾　　　　　）や（❿　　　　）に多い 発生母地は（⓫　　　　　　） 胃壁内でびまん性発育 早期癌では大部分が陥凹型 進行するとボールマン3・4型
	（❽　　　　） （スキルス）	肺や肝臓には（⓬　　　　　）が多い 腹膜播種（⓭　　　　　） 注　硬癌（スキルス）は（⓮　　　　　）の特殊型で，線維成分が多いのが特徴である．特に予後が悪い

図6 早期胃癌の肉眼分類（胃癌取り扱い規約より）

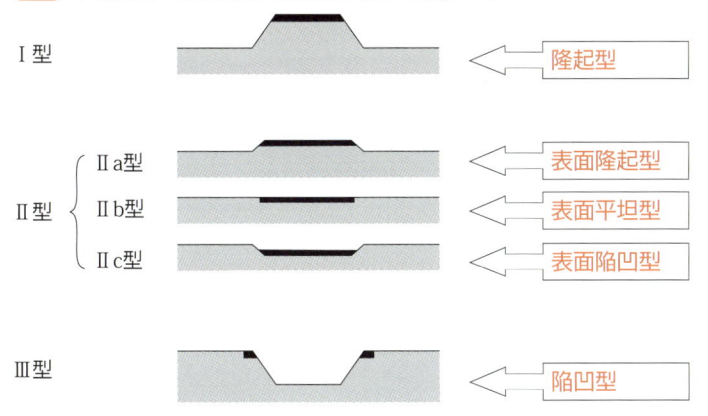

I型　　　　　　　　　　　　←　隆起型

II型
- IIa型　　　　　　　　　　←　表面隆起型
- IIb型　　　　　　　　　　←　表面平坦型
- IIc型　　　　　　　　　　←　表面陥凹型

III型　　　　　　　　　　　　←　陥凹型

図7 進行胃癌のボールマンの分類

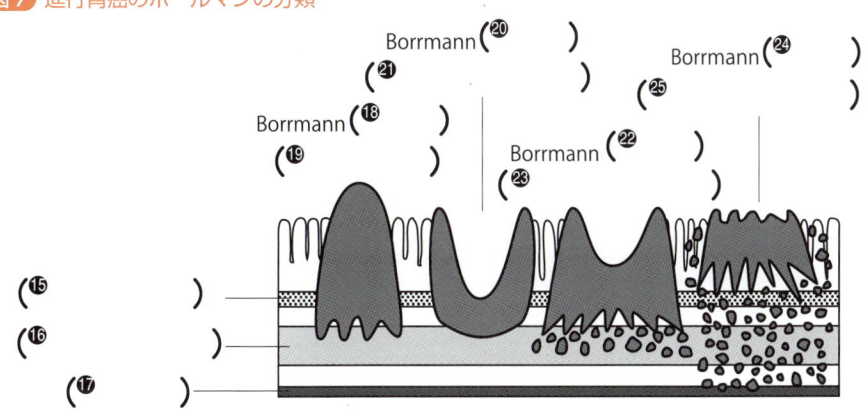

Borrmann（⓴　　　）
　　　　　（㉑　　　）

Borrmann（⓲　　　）
　　　　　（⓳　　　）

Borrmann（㉒　　　）
　　　　　（㉓　　　）

Borrmann（㉔　　　）
　　　　　（㉕　　　）

（⓯　　　）
（⓰　　　）
（⓱　　　）

腸の構造

胃と肛門の間の消化管で，大きく小腸と大腸に分けられる．小腸は長さが約 6〜7 mあり，食物の消化と吸収はほとんどここで行われる．大腸は小腸より直径が大きく，長さ約1.5 mの管で，水分はここで吸収され，固形の老廃物が排出される．

小腸

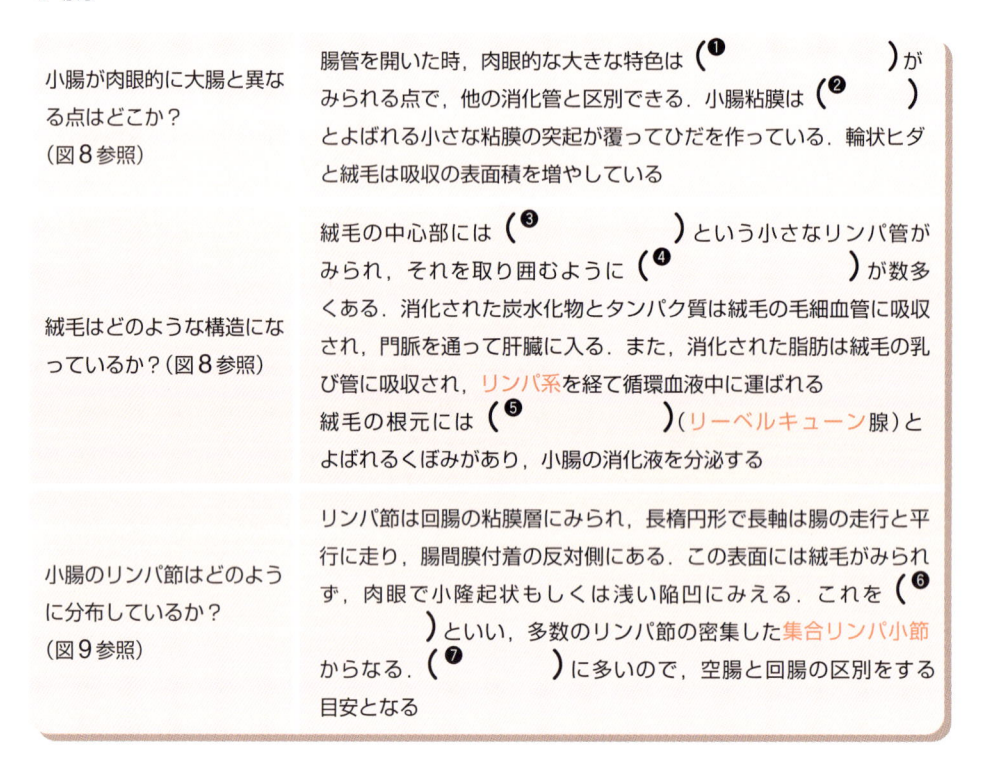

小腸が肉眼的に大腸と異なる点はどこか？（図8参照）	腸管を開いた時，肉眼的な大きな特色は（❶　　　）がみられる点で，他の消化管と区別できる．小腸粘膜は（❷　　　）とよばれる小さな粘膜の突起が覆ってひだを作っている．輪状ヒダと絨毛は吸収の表面積を増やしている
絨毛はどのような構造になっているか？（図8参照）	絨毛の中心部には（❸　　　）という小さなリンパ管がみられ，それを取り囲むように（❹　　　）が数多くある．消化された炭水化物とタンパク質は絨毛の毛細血管に吸収され，門脈を通って肝臓に入る．また，消化された脂肪は絨毛の乳び管に吸収され，リンパ系を経て循環血液中に運ばれる 絨毛の根元には（❺　　　）（リーベルキューン腺）とよばれるくぼみがあり，小腸の消化液を分泌する
小腸のリンパ節はどのように分布しているか？（図9参照）	リンパ節は回腸の粘膜層にみられ，長楕円形で長軸は腸の走行と平行に走り，腸間膜付着の反対側にある．この表面には絨毛がみられず，肉眼で小隆起状もしくは浅い陥凹にみえる．これを（❻　　　）といい，多数のリンパ節の密集した集合リンパ小節からなる．（❼　　　）に多いので，空腸と回腸の区別をする目安となる

図8 小腸の粘膜の構造

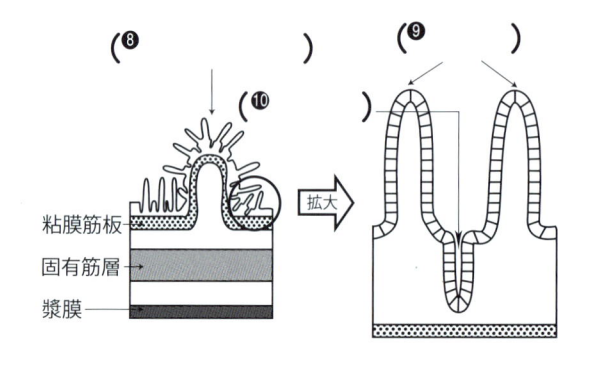

(❽　　　) (❾　　　)
(❿　　　)
粘膜筋板
固有筋層
漿膜

図9 小腸のリンパ節

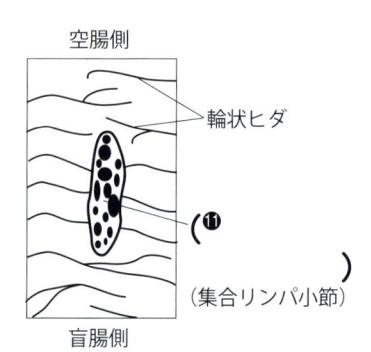

空腸側
輪状ヒダ
(⓫　　　)
（集合リンパ小節）
盲腸側

大腸

大腸は，盲腸，結腸，直腸に分けられる．

大腸の粘膜が小腸粘膜と異なる点はどこか？（図10，11参照）	大腸粘膜は輪状ヒダや絨毛はないが，(❶　　　　　　　　)がある その他に，腸管を外から見たとき縦軸方向の筋がみられる．これを(❷　　　　　　　　)といい，結腸の特色である
小腸から大腸へ移行する部分はどのような構造か？	小腸から大腸に移行する部分は，回腸から盲腸を経由して大腸に移行する．この部分を(❸　　　　　　)という．回盲部には(❹　　　　　)とよばれる弁があり，この弁は食物が小腸から大腸に送られるのを調節し，糞便の逆流を防ぐ
大腸のリンパ節はどのように分布しているか？	孤立性リンパ節は全大腸に分布し，虫垂以外では盲腸と直腸に多い
直腸の中で，肛門はどのような特色があるか？	直腸は長さ約15cmのほぼ真っすぐな管で，大腸の最後の部分となっている．直腸の出口が肛門で，ここには(❺　　　　　　)という丸い筋肉があって肛門を閉じている

図10 大腸の構造

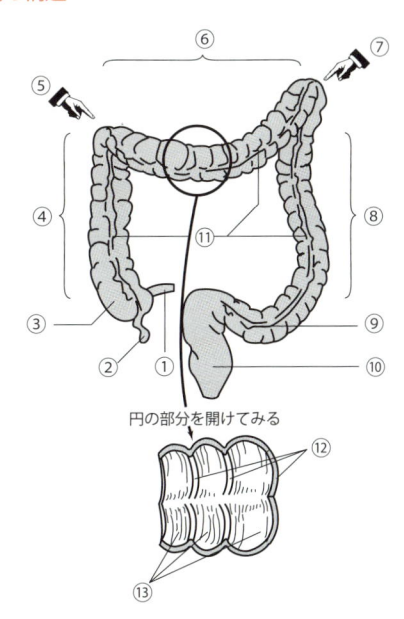

①	回腸
②	(❻　　　　　)
③	(❼　　　　　)
④	(❽　　　　　)
⑤	右結腸曲
⑥	(❾　　　　　)
⑦	左結腸曲
⑧	(❿　　　　　)
⑨	(⓫　　　　　)
⑩	(⓬　　　　　)
⑪	(⓭　　　　　)
⑫	(⓮　　　　　)
⑬	結腸膨起

円の部分を開けてみる

図11 大腸粘膜の構造

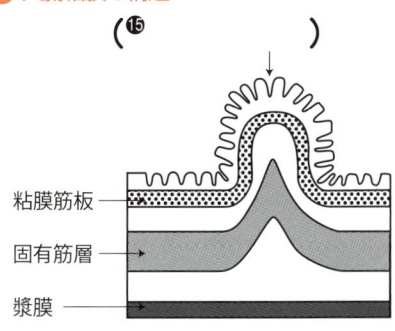

(⓯　　　　　)

粘膜筋板
固有筋層
漿膜

●クローン病

病理学的特色は？	消化管，特に小腸と大腸に生じる原因不明の（❶　　　　　　　）．難病のひとつである
好発部位・年齢は？	小腸と大腸では（❷　　　　）に多く，小腸では（❸　　　　），結腸では右側結腸に好発．（❹　　　　）に2〜3倍多い，10代後半〜30代前半に好発する
臨床症状は？	主な症状は下痢と腹痛で，発熱や栄養障害による体重減少も伴う．ひどくなると消化管の（❺　　　　）（縦の割れ目）や（❻　　　　）（管状の穴）などもみられる．肛門部に痔瘻や肛門周囲膿瘍がみられることもある
肉眼所見は？	診断には肉眼所見が重要で，（❼　　　　　　　），（❽　　　　　　　），密集性の炎症性ポリポーシスという特徴がある（図12参照）
治療法は？	根治療法は確立されていない．成分栄養剤を鼻からチューブを通して，直接腸に送りこむ経腸栄養法などの栄養療法が中心となる

●潰瘍性大腸炎

病理学的特色は？	大腸粘膜に発生する原因不明の（❾　　　　　　　）．難病のひとつ
好発年齢は？	20代〜40代の男女に好発
臨床症状は？	潰瘍は直腸にはじまり，連続性に（❿　　　　）する．主な症状は（⓫　　　　）と（⓬　　　　）で，結腸に沿った腹痛を伴う．発熱，全身倦怠感，食欲不振，貧血，低タンパク血症などの症状も現れる．大腸癌が続発する頻度も高い
治療法は？	治療は，心身の安静と高カロリーで繊維成分の少ない食事療法が中心となる．薬物療法ではステロイド剤や免疫抑制剤がよく使われる

●腸結核

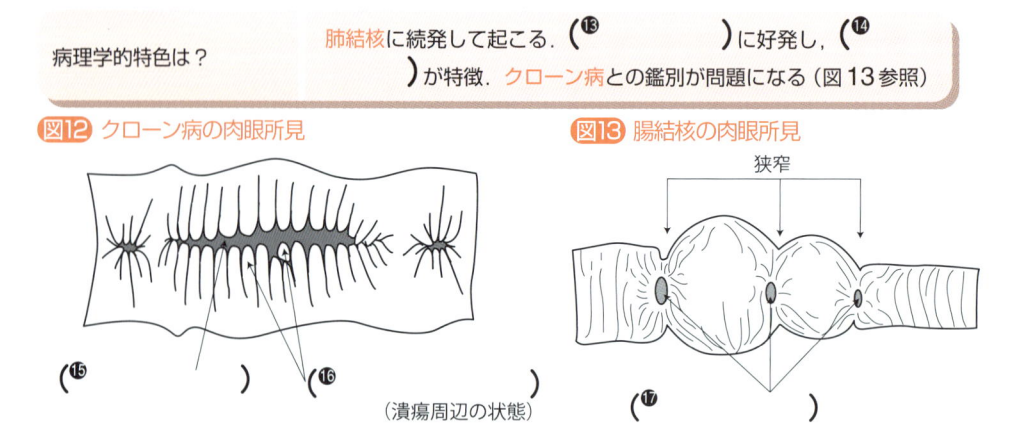

病理学的特色は？	肺結核に続発して起こる．（⓭　　　　）に好発し，（⓮　　　　）が特徴．クローン病との鑑別が問題になる（図13参照）

図12 クローン病の肉眼所見

図13 腸結核の肉眼所見

（⓯　　　）（⓰　　　）
（潰瘍周辺の状態）

狭窄
（⓱　　　）

赤痢

赤痢には2種類ある．区別して覚えよう．

細菌性赤痢 bacillary dysentery	(①　　　　)の(②　　　　)感染．(③　　　　)感染症である 病原菌である赤痢菌は1897年に志賀潔によって発見され，Shigella シゲラと命名された 主に大腸が冒され，粘膜に偽膜を形成する((④　　　　)という) 小児，特に2〜6歳児の重症の赤痢を(⑤　　　　)という
アメーバ赤痢 amebic dysentery	(⑥　　　　)(原虫)による大腸の壊死性潰瘍性炎症 イチゴゼリー状の(⑦　　　　)が出る 血管に侵入し門脈を経て，(⑧　　　　)が続発することがある

大腸癌

発生しやすい部位は？	腸管に原発する癌は，ほとんど(⑨　　　　)からで，小腸からは少ない 大腸に発生する癌では，半数が(⑩　　　　)であり，次に(⑪　　　　)が多い
病理学的特色は？	腫瘍は大腸の内腔に隆起性に増殖する 組織的には分化型の(⑫　　　　)が多い 転移は所属リンパ節や肝臓が多い
分類法は？	肉眼分類は，胃癌に準じ，早期癌，進行癌の分類がある ほかに，(⑬　　　　)A〜Cがよく使われる（図14参照）
臨床症状は？	(⑭　　　　)が最も多く，便秘と下痢を交互に繰り返したり，便通が不規則になったり，便が(⑮　　　　)なったりする．腹痛，発熱，貧血などもみられる
どのような検査をするか？	便に混じっている出血の証拠となるヒト由来のヘモグロビンを，免疫反応を利用して調べる(⑯　　　　)が，早期発見のための有力な手がかりとなる．もし潜血が見つかれば，(⑰　　　　)や大腸内視鏡検査，注腸レントゲン検査などでさらに詳しく調べられる

図14 大腸癌のデュークス分類

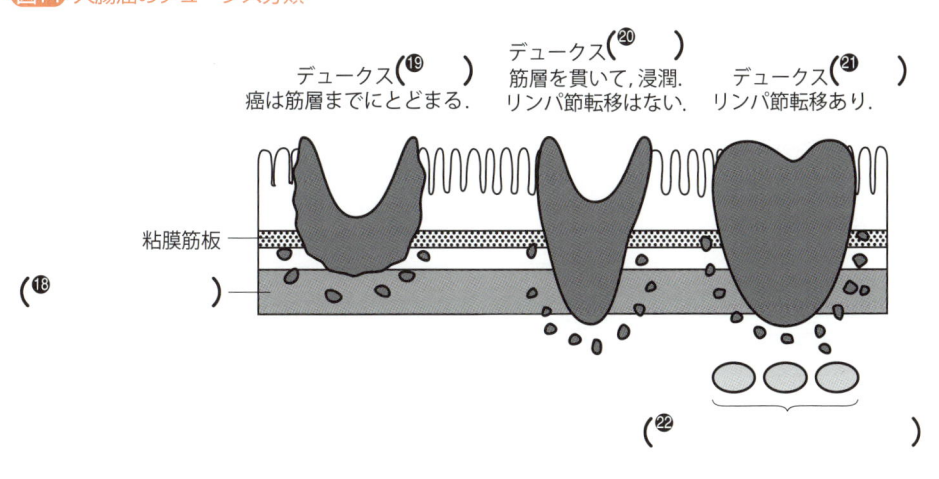

デュークス(⑲　　) 　　　デュークス(⑳　　) 　　　デュークス(㉑　　)
癌は筋層までにとどまる．　筋層を貫いて，浸潤．　　リンパ節転移あり．
　　　　　　　　　　　　　リンパ節転移はない．

粘膜筋板

(⑱　　　　)

(㉒　　　　)

4　消化器疾患　65

5 肝疾患

●肝臓の構造

肝臓は身体のどこに位置するか？	このような質問の場合は，目印になる臓器，器官を述べる．したがって，「肝臓は（❶　　　　　）の直下に位置する」と答えるとよい．肝臓は，人体の臓器の中で最も大きく，重量は成人で1,200～1,400gある．色は暗褐色である
肝臓の肉眼的特徴を述べよ	肝臓は肉眼的に左葉と右葉，（❷　　　　），（❸　　　　）に分かれる（図1参照） 肝臓の下面には門脈，肝動脈，総肝管が集まっている（❹　　　　）がある
肝臓の構成単位は何か？	肝細胞の塊である（❺　　　　　）である（図2参照）．肝小葉の周りは，結合組織と3本の管の入っている（❻　　　　　）で囲まれている（表2参照）
肝小葉の構造はどのようになっているか？	肝小葉の中心には（❼　　　　　）があり，そこから放射状に肝細胞が柱状に並んだ（❽　　　　　）が広がっている．血液は，肝小葉内の血管に相当する（❾　　　　　）の中をグリソン鞘側から中心静脈側に流れる．類洞内には貪食作用をもつ（❿　　　　　）とよばれる細胞があり，老廃赤血球や異物を処理している．さらに詳しく見ると，類洞は（⓫　　　　　）という隙間を介して肝細胞索と接している（図3参照）
肝臓に分布する血管の特徴をあげよ	肝臓の大きな特徴は，他の器官と違って血液供給源を（⓬　　　　　）もつところである．1つは大動脈から枝分かれした（⓭　　　　　）で，肝臓そのものを養うことから（⓮　　　　　）ともいわれ，心臓から酸素の豊富な動脈血を運ぶ．もう1つは（⓯　　　　　）で，胃や腸を通過して吸収した栄養分を含む静脈血を（⓰　　　　　）を経由して運ぶ（表1参照） これらの血管は肝臓の組織に進入し，門脈から肝細胞の間にある（⓱　　　　　）とよばれる空間に入り込み，（⓲　　　　　）に流れ込む．この血液は肝臓から出て，血液は1本の（⓳　　　　　）に合流し，ここから下大静脈を経て心臓に送りこまれる
胆汁の主な成分は何か？	肝細胞で胆汁は生成されるが，胆汁は主にコレステロール由来の胆汁酸とヘモグロビン由来のビリルビン（胆汁色素）から成る
胆汁は肝小葉からどのように流れるか？	肝細胞で作られた胆汁は，肝細胞索の間にある毛細胆管を通って，グリソン鞘にある小葉間胆管に向かって流れる．小葉間胆管はやがてさらに大きな（⓴　　　　　）にまとまり，肝管と胆嚢からの管が（㉑　　　　　）となって十二指腸にそそぐ（表3参照）

図1 肝臓の下面

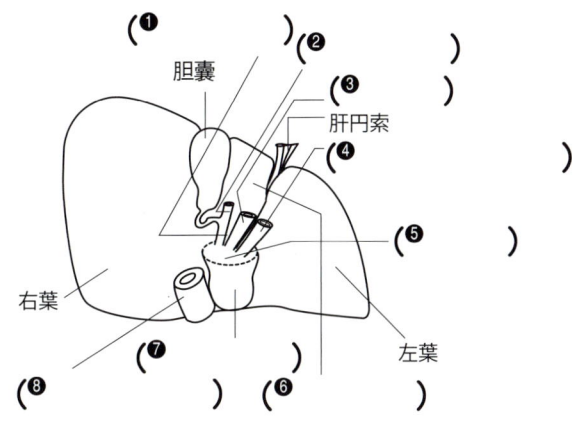

(❶　　　)　(❷　　　)
胆囊
(❸　　　)
肝円索
(❹　　　)
(❺　　　)
右葉
(❼　　　)　(❻　　　)
左葉
(❽　　　)

表1 肝臓に流入する2本の血管

	元の血管	血液の種類
固有肝動脈	(❾　　　)	動脈血
門脈	(❿　　　)	静脈血

図2 肝小葉の構造（1）

(⓫　　　)
(⓬　　　)
(⓭　　　)
(⓮　　　)
(⓯　　　)
(⓰　　　)

→　胆汁の流れ
←←←　門脈血の流れ
←·····　動脈血の流れ

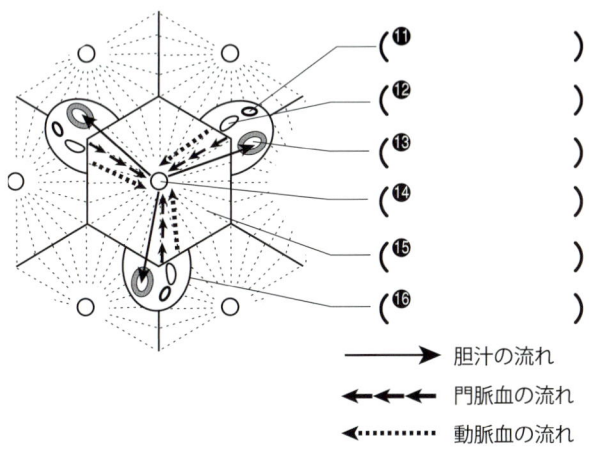

表2 グリソン鞘内の管の由来

	由来
小葉間動脈	(⓱　　　)から
小葉間静脈	(⓲　　　)から
小葉間胆管	(⓳　　　)から

肝小葉の中では，血液と胆汁は向かい合った方向に流れていることに注意．

図3 肝小葉の構造（2）

胆汁の流れ　血液の流れ　胆汁の流れ

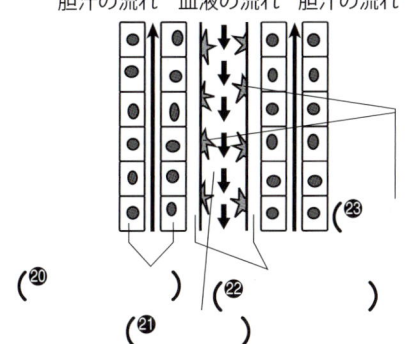

(⓴　　　)
(㉑　　　)　(㉒　　　)　(㉓　　　)

表3 肝小葉内における血液と胆汁の流れ

	始まり	終わり
血液	小葉間動脈（肝動脈由来）	中心静脈→(㉔　　　)→(㉕　　　)
	小葉間静脈（門脈由来）	
胆汁	毛細胆管（肝細胞索のすきま）	小葉間胆管→(㉖　　　)→(㉗　　　)

5　肝疾患　67

● 肝臓の機能

血液は肝臓の中を毎分約（❶　　）リットルの速度で通過するが，肝臓はつねに体内の血液のほぼ10％を保っている．肝細胞は門脈血によって食物から得た物質を代謝し，不要になったステロイドホルモン，エストロゲンなどのホルモン老廃物や，毒素を排泄するのを助けている．

肝臓で作られる物質にはどのようなものがあるか？

肝臓は，（❷　　　　　　　　　）や，鉄，銅，ビタミンA，さまざまなビタミンB複合体，ビタミンDを蓄え，血清タンパクである（❸　　　　　　　　　　）や，正常な凝血のために不可欠な（❹　　　　　　　　　　）やフィブリノーゲン，凝血をとかす（❺　　　　　　　　　　）などの酵素を作る．さらに肝臓は，（❻　　　　　　　　）を合成する

肝臓には（❼　　　　　　　　　　　　　）といわれる特別の食細胞があり，血液から異物や細菌を取り除く．また，いろいろな薬物を解毒し，コレステロールや（❽　　　　　　　　　），酵素など，さまざまな物質を分泌する．

薬物の多くは，飲んだそのままの形では働かず，肝臓で代謝され変化した形になって初めて作用するように設計されている．したがって，飲酒して薬を飲んでは危険であるし，重い肝臓病の人は薬を飲むと（❾　　　　　）という蕁麻疹が出るのである．

● 肝臓の側副循環

肝臓のように大きな臓器は，流れ込む血液量も多いので，ここが血流障害を起こすと周囲の臓器に影響を及ぼす．例えば大きな川の下流で流れが悪くなると，上流に水があふれ，支流を迂回することになる（図4参照）．

側副循環は，肝臓障害の病態を理解する上で大切なので理解しておこう．

門脈を経由して肝臓に流入する主要な血管（図5参照）で，肝臓に障害が起きて流れが悪くなると，圧が上昇して（❿　　　　　　　　　）という状態になる．圧が上昇して逆流するので，弱い部分が張れてくる．肝臓の代表的な側副循環を表4に示す．

図4 側副循環の説明

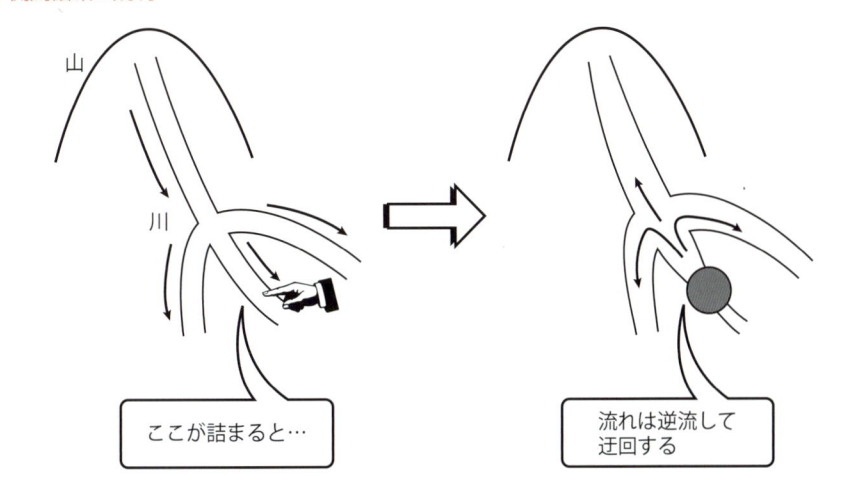

ここが詰まると… → 流れは逆流して迂回する

図5 肝臓の側副循環

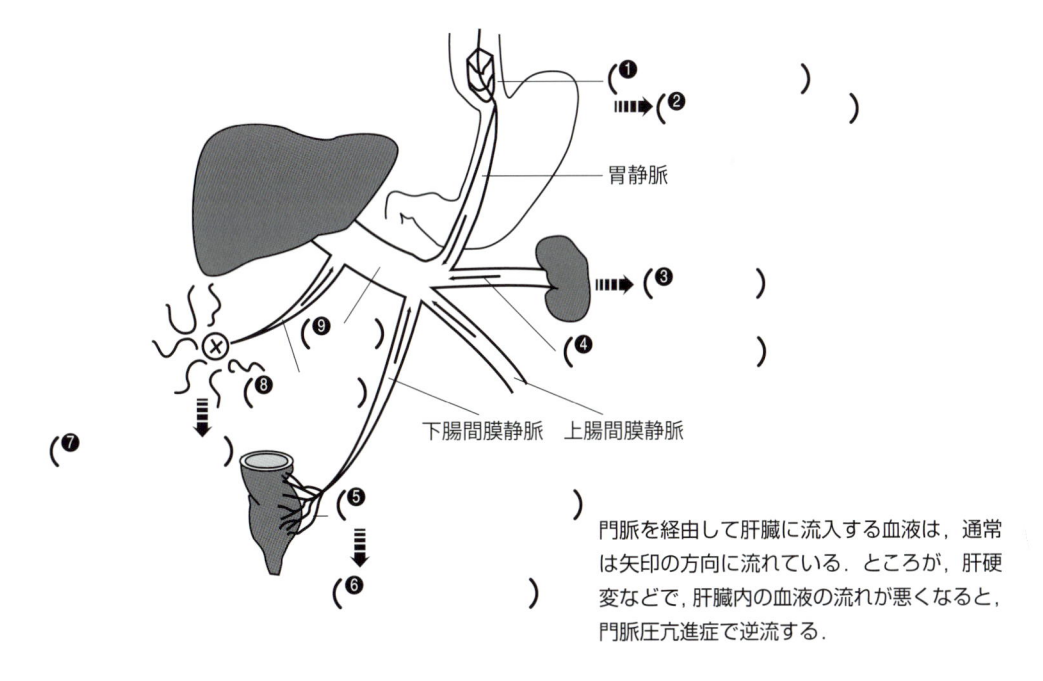

(❶)
(❷)
胃静脈
(❸)
(❹)
(❼)
(❽)
(❾)
下腸間膜静脈　上腸間膜静脈
(❺)
(❻)

門脈を経由して肝臓に流入する血液は，通常は矢印の方向に流れている．ところが，肝硬変などで，肝臓内の血液の流れが悪くなると，門脈圧亢進症で逆流する．

表4 肝臓の代表的な側副循環

部位	症状
食道静脈	(❿)
傍臍静脈	(⓫)
直腸静脈	(⓬)

脾腫を入れることもある．

🔶 肝炎

わが国の肝炎の主な原因は何か？	日本では，ウイルスの感染によって起こる（❶　　　　　）が最も多い．原因となるウイルスは現在，A～TT型の7種類が発見されている．D型とE型は日本ではほとんどみられない
急性肝炎	A，B，C型いずれも症状は似ている．はじめに，発熱，全身倦怠感，関節痛，筋肉痛，食欲不振，吐き気などの症状が出る．肝臓が腫れて大きくなり，触知できるようになる．数日後，（❷　　　　　）が出る．風邪と症状がよく似ている．血液の肝機能検査をすると値が高くなっている 急性ウイルス性肝炎の治療は，ふつう安静にして食事療法を行う
慢性肝炎	急性肝炎と肝硬変の中間の病態で，臨床症状として食欲不振，全身倦怠感，黄疸，肝臓の腫大などがある．日本の診断基準では，（❸　　　　　）以上肝臓に炎症が持続，あるいは持続していると思われる病態で，組織学的には，（❹　　　　　　　　　）に線維増生を伴う持続性炎症所見を示すものを慢性肝炎としている
劇症肝炎	肝炎で症状が激烈で急激な経過をとるものをいう．病理像は広範囲かつ急激な（❺　　　　　　　　　）である はじめ急性ウイルス性肝炎と同じ症状が出るが，症状は重く長く続いて，黄疸が進む．AST（GOT）・ALT（GPT）は異常高値を示す．急に意識障害が現れ，ひどい場合は錯乱が起こったり，昏睡におちいったりする．これは肝臓の解毒作用の低下による（❻　　　　　）の上昇によるもので，この昏睡を特に（❼　　　　　）という．血中アンモニア上昇は脳に影響を与える昏睡を生じるので（❽　　　　　　　）ということもある さらに進むと，血液が凝固しにくくなり，消化管や皮膚からじわじわと出血する（❾　　　　　　　　　）（DIC）という危険な状態になる．治療には血液透析や血漿交換療法などが行われる．しかし死亡率は（❿　　　）%にもなり，肝炎症状が出て10日以内に死亡することもしばしばある

アルコール性肝障害

原因は何か？	長期（通常5年以上）の過剰な（❶　　　）が主な原因と考えられる肝障害
病理学的な特色は何か？	組織学的には肝細胞にアルコール硝子体（❷　　　）がみられる．症状は大半が（❸　　　）である．なかには肝臓の線維化，慢性肝炎，肝硬変へと進行する場合もある
治療は？	肝炎ウイルス検査が陰性で，肝機能検査値のみ異常なものでは，（❹　　　）すれば，肝機能検査値が改善する

黄疸

黄疸の黄色は，どのような色素の色か？	赤血球中の（❺　　　）が，肝臓などの細網内皮系細胞で分解されて黄色の（❻　　　）（胆汁色素）ができる．黄疸は，ビリルビンという色素が，血液中に増加して，皮膚や粘膜が黄色くなった状態

黄疸には次のような種類がある．

（❼　　　）黄疸 （肝前性黄疸）	赤血球が壊れやすくなったためにビリルビンが増えて生じる黄疸．原因としては，次のものがある 1．血液型の合わない血液を輸血した場合（❽　　　）．その血液に対する抗体が作られて，赤血球が壊される 2．（❾　　　）の母が（❿　　　）の子を妊娠した場合．出産時に胎児の血液が母体に移行すると，母体内で抗体が作り出される．その抗体が，次の妊娠時に胎児の赤血球を破壊し，溶血させる．胎児は，出生後に重症の黄疸を起こし，重症では死亡する．重症新生児黄疸は，（⓫　　　）によって治療できる
（⓬　　　）黄疸 （肝性黄疸）	肝炎ウイルスに感染したり，アルコールの摂りすぎで肝臓の働きが悪くなり，ビリルビンを処理できなくなったために現れる
（⓭　　　）黄疸 （肝後性黄疸）	肝臓から小腸へビリルビンを運ぶ通り道が胆石や腫瘍，炎症などのために塞がれて起こる

新生児黄疸

新生児黄疸は病気か？	新生児黄疸は，生理的なもので生後2〜3日して現れる黄疸である．出生後，母体内にいたときの赤血球が壊されてビリルビンが増えるが，新生児は肝臓の機能が未熟で，排泄が十分でないため起こる．ふつうは1週間くらいで消える（⓮　　　）な現象である．血液型不適合の場合は，重症で，新生児生理的黄疸とは区別される

ウイルス性肝炎 (表5参照)

A型肝炎	A型肝炎ウイルス(HAV)で汚染された井戸水や魚介類などを(❶　　　)で摂取することによって伝染する．免疫ができると治癒する．ウイルスによる(❷　　　　　　　)であるから食品関係者は注意が必要である．ワクチンもできている．集団発生することもあり，かつては流行性肝炎として知られていた 潜伏期間は平均25日で，症状は強く出るが，適切な治療を受ければ予後は良く，慢性になることはない．冬から春先にかけて発生しやすい
B型肝炎	B型肝炎ウイルス(HBV)によって起こる肝炎．(❸　　　)ウイルスの一種である．(❹　　　)，(❺　　　)，(❻　　　)を通して感染する．以前は輸血によって感染することが多く，(❼　　　　　　　)または輸血後肝炎とよばれた．現在，日赤では輸血用血液はすべて，HBs抗原検査が行われており，輸血後の肝炎はかなり減った 潜伏期は60〜160日である．症状はほとんど出ないこともある．その場合はそのまま治ってしまうか，ほぼ永久的にウイルスをもつ(❽　　　　　　)となって慢性に進む場合もある B型肝炎ウイルスには(❾　　　)，(❿　　　)，(⓫　　　　)の3つの抗原があり，血液中に現れた抗原を調べれば，感染しているかどうか，また感染していれば感染の経過がわかる(表6参照)
C型肝炎	かつては非A非B型肝炎とよばれていた肝炎で，現在では，その大部分がC型肝炎ウイルス(HCV)で発生するC型肝炎であることが判明した．ほとんどが，(⓬　　　　　)を通して感染し，輸血後に発生する 潜伏期間は2〜6週間だが，急性肝炎では発症直後のC型肝炎ウイルス(HCV)抗体は陰性で，診断は難しい．発病後3〜6カ月でHCV抗体が陽性になれば，このウイルスによる急性肝炎であることがわかる．症状は軽いが，約50%が(⓭　　　　　)に移行し，さらに半数に(⓮　　　)，(⓯　　　)が発生するといわれている．C型肝炎が検査できるようになったのは1990年以降のことである 治療にはα(⓰　　　　　　　　　　)が有効で，約40%の人でウイルスが消失する
B型肝炎とC型肝炎の抗体の違いはどのような点か？	C型肝炎ウイルスはRNAウイルスで，B型肝炎ウイルスはDNAウイルスである．異なる点は，C型ウイルスに感染してしばらくするとHCV抗体ができるが，抗体ができても(⓱　　　　　)ことである HCV抗体は感染の指標である．B型肝炎ウイルスはHBs抗体ができれば治癒する

表5 A型肝炎, B型肝炎, C型肝炎の比較

		A型肝炎	B型肝炎	C型肝炎
ウイルスの核酸		RNA	DNA	RNA
潜伏期間		平均25日	約60〜160日	約14〜50日
感染経路	経口	＋	±	－
	性行為	－	＋	±
	出生時	－	＋	±
予後	慢性肝炎	－	＋	＋
	肝癌合併	－	＋	＋

±：まれ

表6 HBs抗原とHBs抗体の関係

HBs抗原	HBs抗体	解釈
陰性（－）	陰性（－）	感染していない
陰性（－）	陽性（＋）	感染して（❶　　　）している
陽性（＋）	陰性（－）	感染が（❷　　　）している

HBs抗原陽性は（❸　　　）の指標であり，HBs抗体陽性は（❹　　　）の指標である．
HBe抗原は（❺　　　）（うつりやすいかどうか）の指標である

……HBs抗原陽性の場合，さらにHBeを調べる．

HBe抗原	HBe抗体	解釈
陽性（＋）	陰性（－）	ウイルス量多い．他に感染の（❻　　　）
陰性（－）	陽性（＋）	ウイルス量少ない．他に感染の（❼　　　）

●肝硬変

どのような病気か？	種々の肝障害の終末像である．肝細胞が広範囲に壊死して（❶　　　　　）し，硬くなった状態で不可逆性の病変である．しばしば肝癌を合併する
どのように分類されるか？	病理学的には結節の大きさや間質幅などから，甲型肝硬変と乙型肝硬変に大きく分けられる
原因は？	日本では（❷　　　　　）肝炎ウイルスによる慢性肝炎から移行したものが半数以上を占め，ついでB型肝炎ウイルス，アルコール性の肝障害が多い そのほか，慢性のうっ血，胆汁のうっ滞，自己免疫疾患や寄生虫の病気が原因となることもある．特殊なものに原発性胆汁性肝硬変，Wilson病に伴う肝硬変などがある
どのような症状が現れるか？	全身倦怠感，疲れやすさ，食欲不振などの自覚症状のほか，皮膚の黒褐色化，毛細血管の拡張，指先や指の付け根が赤くなる（❸　　　　　），首や胸などに毛細血管が放射状に拡張する（❹　　　　　），肝臓の解毒作用の低下により女性ホルモン（エストロゲン）が処理できなくなるため，男性患者の乳房が発達する（❺　　　　　）などがみられる．さらに進行すると，黄疸，浮腫，腹水が現れてくる 門脈圧亢進によって（❻　　　　　）に流れ込む静脈血が増えて，腹部に（❼　　　　　）といわれる静脈の怒張が生じたり，（❽　　　　　）を引き起こすこともある
治療は？	安静と栄養補給

●食道静脈瘤

どのような病気か？	肝硬変などの（❾　　　　　）に伴い，食道粘膜の静脈がこぶのようにふくれる病気 静脈瘤の単数形は（❿　　　　　）で，臨床では食道静脈瘤のことを，バリックスとよくいうので覚えておこう
原因は？	原因は肝硬変や原発性肝細胞癌など，肝臓疾患によることが多い
どのような症状が現れるか？	静脈瘤自体に症状はないが，破裂すると（⓫　　　　　）を起こし，出血性ショックで生命に危険が及ぶこともある
治療は？	応急処置として，内視鏡で硬化剤を静脈瘤内などに注入して止血する方法（内視鏡的硬化療法）などがとられる 外科処置として，吻合器を用いた食道離断術が行われる

肝癌

肝臓の細胞にできる悪性腫瘍．肝不全，再発を起こしやすく，日本での死亡者数は年々増える傾向にあり，男性に多い．

肝臓癌の症状は，慢性肝炎や肝硬変と共通するものが多い．

肝臓癌は，肝臓に初発する（❶　　　　　　　　）と，ほかの癌から転移する（❷　　　　　　　　）がある．

原発性肝癌には，以下の2種類がある．

名称（英語）	病理	腫瘍マーカー
肝細胞癌 （（❸　　　　　））	原発性肝癌の90％を占める （❹　　　　　）から発生 わが国では，大半が（❺　　　　　）肝炎ウイルス感染による，慢性肝炎，肝硬変からの移行と考えられている 肝細胞癌の50％以上に肝硬変が合併している	血中（❻　　　　　） （αフェトプロテイン），PIVKA-II高値
胆管細胞癌 （（❼　　　　　））	（❽　　　　　　　）から発生 腺癌に属する	血中（❾　　　　　）高値， 血中AFP変化なし

腫瘍マーカー測定は診断のための補助手段であり，経過観察などに使われる．癌の確定診断は病理組織検査で行われる．

肝癌の治療

治療名	略称	内容
肝切除手術		結節型の肝癌を切除
肝動脈塞栓術	（TAE）	肝動脈に塞栓物質と抗癌剤を注入し，腫瘍の栄養源を絶つ 肝臓は門脈血のみの供給で維持可能
経皮的エタノール注入療法	（PEIT）	腫瘍が小さくて数も少ない肝細胞癌の場合は，腫瘍内に無水アルコールを注入して癌細胞を死滅させる この方法はしばしば再発する

初期の原発性肝癌では肝部分切除が行われるが，転移性肝癌の多くは切除は不可能である．

6 腎疾患

●腎臓の構造

血液をろ過し，尿を作る働きをする一対の器官．

腎臓はどこにあるか？	第12胸椎から第3腰椎にかけての位置に脊柱をはさんで左右1つずつあり，ソラマメ形をしている．左腎が右腎より若干高い．（❶　　　）臓器である
腎臓に出入りする管はどのようなものがあるか？	腎臓の内側中央のくぼみである（❷　　　）には，（❸　　　）が入り，（❹　　　）と（❺　　　）が出ている．腎動脈は腎臓へ血液を運び，腎静脈は腎臓できれいにされた血液を全身に運ぶ．腎臓で作られた尿は尿管を通って膀胱へ運ばれる（図1参照）
腎臓は肉眼的にはどのような構造か？	腎臓実質は，皮質と髄質から成る．髄質はほぼ3角形の10数個の（❻　　　）より成り，その先端を（❼　　　）という．皮質には糸球体が多い．尿管は腎臓の中でひろがり，袋状の（❽　　　）（腎盂）になる（図1参照）
腎臓は顕微鏡的にはどのような構造か？	腎動脈からは毛細血管がいくつにも枝分かれし，腎臓の中でからみあい糸の球のような形をした（❾　　　）を作っている．それを（❿　　　）という袋が包んでいる．この2つをあわせたものが（⓫　　　）である 腎小体からは（⓬　　　）が出て，尿はここを通って腎盂へと運ばれる．腎臓を作っているのは，腎小体と尿細管からできている（⓭　　　）で，1つの腎臓はネフロンが（⓮　　　）個集まってできている（表1，図2参照）

表1 ネフロンの構造の簡略モデル

	構成	詳細な構成	機能
ネフロン	腎小体	（⓯　　　） （⓰　　　）	（⓱　　　）生成
	尿細管	（⓲　　　） （⓳　　　） （⓴　　　）	（㉑　　　）と分泌 （各部で機能が異なる）

図1 腎臓の肉眼的構造

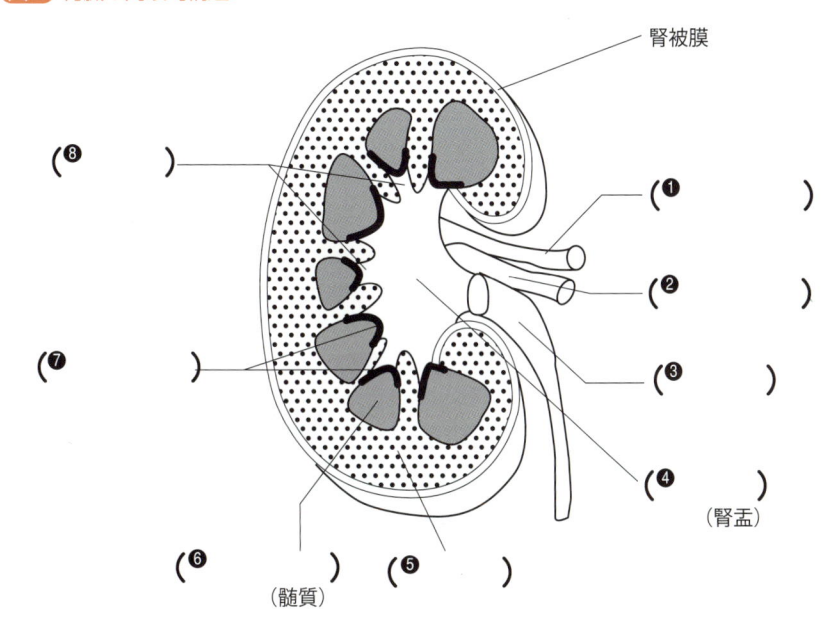

- 腎被膜
- (❽　　　　)
- (❼　　　　)
- (❻　　　　)(髄質)
- (❺　　　　)
- (❶　　　　)
- (❷　　　　)
- (❸　　　　)
- (❹　　　　)(腎盂)

図2 腎臓の顕微鏡的構造

糸球体から集合管にいたる尿の流れを確認しよう．

- (❿　　　　)
- (⓫　　　　)
- (⓬　　　　)
- (⓭　　　　)
- (⓮　　　　)
- (⓯　　　　)
- (❾　　　　)
- (⓰　　　　)

皮質
髄質

▮▮▮▶ は血液の流れる方向　　⇨ は尿の流れる方向

6　腎疾患　77

腎臓の機能

尿の排泄

尿の排泄は生理学的にはどのような意味があるのか？	尿の主成分は水だが，生理学的には尿は水の排泄だけではない．水の排泄を通して次のような働きをしている 1．老廃物の排泄 2．血圧の調節 3．血液の電解質(Na^+，K^+など)の濃度調節 4．血液pHの調節
糸球体でできた尿は，最終的に排泄される尿と同じ成分か？	異なる 糸球体を通過してろ過された尿を（❶　　　　）という．血液からろ過されて原尿に一旦移動したブドウ糖，アミノ酸，ナトリウムなどの成分や水分は尿細管で再び吸収される．これを（❷　　　　）という．残りが尿として腎盤へ流れる
原尿は尿細管でどのくらい再吸収されるのか？	1日に作られる原尿は約150リットルだが，再吸収されて実際に尿として出るのは約1.5リットルである．したがって（❸　　）%が再吸収される．尿の成分はほとんど水で，あとは塩分，再吸収されなかった老廃物である

尿の比重検査の意味

尿の量や成分は，体の状態によって調節され，尿を調べることによって体調を知ることができる．尿比重を用いて腎機能を調べる簡単な検査として（❹　　　　）の尿濃縮力試験，希釈力試験がある．この試験は，正確には遠位尿細管の機能を反映する検査である．

尿希釈力	腎臓が正常であれば，水分を多く摂ると尿の成分も水分が多くなり，（❺　　　　）尿が（❻　　　　）に出る． 腎以外の因子の影響を受けるのであまり重要でない
尿濃縮力	腎臓が正常であれば，水分摂取の少ないときは，腎臓は作る尿の量を減らし，（❼　　　　）尿が（❽　　　　）出る Fishbergの尿濃縮力試験では，前日午後6時から水分摂取制限をして，翌朝起床時から1時間ごとに合計3回採尿して正確に尿比重を測定．1.022以上が正常．1.020以下が濃縮力低下．腎不全では1.010付近になる

腎臓で産生される物質

腎臓では次のような物質が産生される．

レニン	(❶　　　　)の一種，かつてはホルモンとして扱われた現在もホルモンとして扱われることがあるので注意 (❷　　　　　　　　　　　)(R.A.A.)系で血圧を調整する
エリスロポエチン	(❸　　　　)の増殖を促進する因子 腎臓が悪くなると，産生されず貧血を起こす．これを(❹　　　　　　)という
活性型ビタミンD	ビタミンDは最終的に(❺　　　　)の酵素の作用で活性型となり，カルシウム吸収や骨へのカルシウム沈着という作用をする．したがって腎臓が悪くなると，骨ももろくなる

血液pHの調節

なぜ，腎臓で血液のpHが調節できるのか？	腎臓で，再吸収と分泌によって調節をすることで(❻　　　　　　　　)を調節する
血液pHは7.0を基準に見るか？	血液(動脈血)は通常pH(❼　　　)に保たれており，腎臓はこれをつねに一定にするように調節する．人体ではpH7.4を基準にして，これより酸性側を(❽　　　　　　　　　　)，アルカリ側を(❾　　　　　　　　　　)という
血液pHは静脈血を採取して検査してよいか？	血液のpHは(❿　　　　)で測定して意味があり，静脈血では組織の酸性度によってさまざまで意味がない

表2 血液pHの正常範囲

	pHの変動幅	覚え方
正常範囲	7.35〜7.45	(⓫　　　　　　)
生存限界 （これに近づくと生命が危険）	6.9〜7.9	(⓬　　　　　　)

6 腎疾患　79

糸球体腎炎

腎臓の病気で一番よくみられるのは腎炎で，なかでも(❶　　　)が最も多い．一般に急性糸球体腎炎を急性腎炎，慢性糸球体腎炎を慢性腎炎という．

原因はどのようなものか？	(❷　　　)(溶連菌と略す．抗原となる)による風邪や扁桃炎などの(❸　　　)が起きると，溶連菌に対する抗体が産生され，抗原抗体反応を起こし(❹　　　)が形成される．1〜3週間後，免疫複合体が糸球体に沈着して障害を起こし，急性糸球体腎炎が発症する
症状は？	乏尿，血尿，タンパク尿，浮腫，高血圧
どのような経過をとるか？	急性は(❺　　　)に多いが，大半が治癒する 成人では慢性化することが多い．慢性に移行すると，何年もたってから，腎不全や尿毒症になることがある
治療法は？	食事療法(タンパク質・食塩・水分の制限) 薬物療法(降圧薬・利尿薬)

腎硬化症

(❻　　　)になると，腎臓の細い血管が(❼　　　)を起こし，血管がせまくなって腎臓に入る血液が少なくなる．そのために腎臓の働きが悪くなり，腎臓の大きさが縮んでしまうのが腎硬化症である．良性腎硬化症と悪性腎硬化症に分類される．

	良性腎硬化症	悪性腎硬化症
起因	(❽　　　)	(❾　　　)
発症年齢	(❿　　　)	(⓫　　　)
経過	徐々に進行	発症後約1年くらいで腎不全で死亡

尿路結石

よくできる部位は？	腎盂・腎杯，尿管，膀胱
よくみられる結石の成分は？	(⓬　　　)結石，尿酸結石，リン酸結石などである
結石のできやすい食物は？	シュウ酸を多く含む(⓭　　　)や，カルシウムの多い食品は要注意の食品である．さらに水分が不足すると結石ができやすくなる また(⓮　　　)の過剰摂取も尿酸が増えて結石ができやすい
主な症状は？	主な症状は痛みで，尿管にできるとはげしく痛む．さらに血尿が出たり，尿が出るのが塞がれ(⓯　　　)(腎盂が拡張して，腎実質がやせた状態)を起こしたり，細菌感染が起きたりする

●ネフローゼ症候群

原因は？	（❶　　　　　　　）が何らかの原因で異常を起こし，血清タンパクが尿にもれることによって起こる．著しい（❷　　　　　　　）が特徴である		
	一次性(原発性)ネフローゼ症候群	糸球体そのものの変性が原因 小児ネフローゼ症候群の（❸　　　　）がこれに属する	
	二次性(続発性)ネフローゼ症候群	（❹　　　　　）やエリテマトーデス，感染症，薬剤によって糸球体が傷害されることによる	
定義は？ (診断基準)	（❺　　　　　）	尿タンパク質が 3.5g/day 以上	
	（❻　　　　　）	血清総タンパク質 6.0g/dL 以下 血清アルブミン 3.0g/dL 以下	
	（❼　　　　　）	血清総コレステロール 250mg/dL 以上	
	（❽　　　　　）		
治療法は？	副腎皮質ステロイドの投与 重症例には（❾　　　　　　　）というステロイドの大量投与		
食事療法は？	ネフローゼは血清タンパク損失を補うため（❿　　　　　　　　　）である．これに対して，腎炎は（⓫　　　　　　　）である．治療食は逆なので注意		

●腎盂腎炎

腎盂腎炎は，腎臓の細菌感染による炎症性疾患の代表例．感染経路から次のように分類される．

下行性感染	副鼻腔炎，中耳炎，敗血症などに続発する（⓬　　　　）を介する感染 原因菌はブドウ球菌が多い
上行性感染	膀胱から（⓭　　　）を上行する 原因菌は（⓮　　　）が多い 結石や妊娠などの尿通過障害により，細菌感染を起こしやすくなる

好発する人，臨床経過は以下のとおり．

好発する人	（⓯　　　）	尿道が短いことによる
	（⓰　　　）患者	免疫力が低下している
臨床経過	急性腎盂腎炎	発熱，悪寒戦慄，感染したほうの腎臓の痛み，排尿痛があり，排尿回数が増える
	慢性腎盂腎炎	症状がないまま進み，放置しておくと尿毒症や（⓱　　　　）を起こす．腎盂腎炎は糸球体まで波及しないので（⓲　　　　　）にはならない．これはよく覚えておこう

81

腎不全

腎不全とは？	腎機能不全のこと 尿を生成して，老廃物を排泄し，水や電解質濃度を調節する腎臓の機能がほとんど働かなくなった状態のこと
分類は？	大きく急性腎不全と慢性腎不全に分けられる（表3参照）

尿毒症

尿毒症とは？	何らかの原因で，腎機能が高度に障害された結果生じる症状の総称である．腎不全の症状といえる
血液の臨床検査値で尿毒症の典型的なデータを示す項目は？	腎臓は，タンパク質の代謝産物である窒素化合物を排泄するのが重要な機能なので，腎臓が悪くなると，血液中に（❶　　），（❷　　），（❸　　）が蓄積し，高値を示す．これを，高窒素血症という
腎臓は電解質濃度も調節しているが，尿毒症ではどのように変化するか？	尿毒症の際の電解質濃度の変化は下記のとおりである 覚え方として，基本的に1文字の元素は濃度（❹　　），2文字の元素は（❺　　）以外は濃度（❻　　）である（Mg以外の2文字の元素は1文字の元素より重いから下に沈むと覚える） 1.（❼　　）(K↑)…放置すると心停止の危険性あり 2. 高リン血症(P↑) 3. 高酸血症（(❽　　)）(H↑) 4. 高マグネシウム血症(Mg↑) 5. 低ナトリウム血症(Na↓) 6. 低カルシウム血症(Ca↓) 7. 低塩素血症(Cl↓)

腎癌

成人と小児では発生する腫瘍の特徴が異なり，腫瘍の名称も異なる．

腎癌	人名表現の病名	特色
腎細胞癌	（❾　　）腫瘍	（❿　　）に発生 尿細管上皮から発生する 肺・骨に血行性転移
腎芽細胞腫	（⓫　　）腫瘍	（⓬　　）に多い 中胚葉由来の混合性悪性腫瘍

人名のつく病気は試験によく出るので注意❗

表3 急性腎不全と慢性腎不全の比較

	急性腎不全		慢性腎不全
病因	(❶　　　)腎不全	腎以外の原因で腎臓へ流入する血液が減少して起こるもの ショック，大出血，熱傷，外傷，重篤感染症など 病理学的には尿細管の壊死，変性がみられる	主な病因は次のとおり 1．慢性糸球体腎炎 2．(❹　　　　　　　) 3．慢性腎盂腎炎 4．腎硬化症
	(❷　　　)腎不全	薬物などにより腎自体が障害され起こるもの	
	(❸　　　)腎不全	腎よりも下の尿路障害から起こるもの 尿路結石，前立腺肥大	
発症以前の腎臓	健常腎臓		両側性に慢性腎疾患をもつ腎臓
経過	急激に発症する 腎前性と腎後性は，腎自体は障害されておらず，早期に治療すれば，可逆的であり回復が可能である 発症期・乏尿期・利尿期・回復期の4期に分けられる		1．徐々に進行する 2．(❺　　　　　) （もとに戻らない）
症状	(❻　　　　)（尿量が少ない）または無尿(尿が出ない)		1．(❼　　　　　　) 2．水・電解質バランスの異常 3．(❽　　　　　　　　)の低下による貧血 4．高血圧
腎臓の肉眼所見	腎は(❾　　　)する		腎は(❿　　　)する
糸球体の変化	変化なし		硝子化や線維化などの荒廃像がみられる
尿細管の変化	尿細管の変性・壊死		尿細管の萎縮・消失

6　腎疾患

7 子宮疾患

● 子宮の構造

子宮は膀胱と直腸の間に位置する．前後に扁平なナス形をしている（図1参照）．

● 子宮の炎症

子宮頸管炎	子宮疾患で最も多い 子宮頸部に炎症病巣がある
子宮頸管ポリープ	子宮腟部や子宮頸管から起こる頸管粘膜ポリープ しばしば外子宮口から露出して，不正性器出血の原因となる
子宮内膜炎	人工流産などで化膿菌が感染して生じる

● 子宮の増殖性病変

● 子宮内膜増殖症	更年期近くの女性に多い 内分泌系の異常によりエストロゲン分泌が持続するため，子宮内膜が過剰増殖して生じる 持続性の不正性器出血により貧血を起こす
● 子宮内膜症	子宮内膜組織が本来存在する（❶　　　　　　　　）の場所に存在するため生じる 子宮筋層が最も多く，卵巣，卵管，骨盤内臓器にみられる 他所（異所）にあっても性ホルモンの支配を受けるので，子宮内膜と同様に月経周期に合わせて増殖，脱落を繰り返す 内腔に出血がたまったものを（❷　　　　　　　　）という

> 病名が似ていても，内容はまったく違うことに注意

● 子宮筋腫

疫学	子宮腫瘍の中で（❸　　　　　　） 30～50歳に多い（この年代の約2割が有しているといわれる） 症状は無症状のこともあるが，不正性器出血・月経異常・疼痛などがある 95％は子宮（❹　　　　　）にできる
病理学	組織学的には（❺　　　　　　　　）（良性腫瘍） 筋腫のできる場所によって，漿膜下筋腫・壁内筋腫・粘膜下筋腫に分けられる（図2参照）

図1 子宮とその周辺

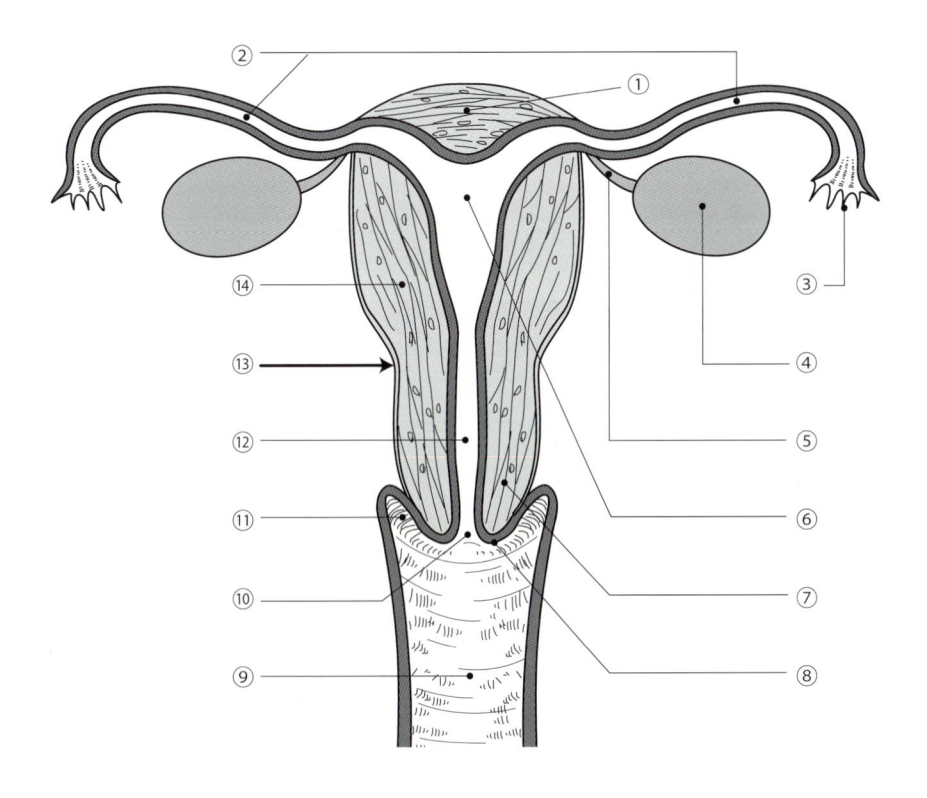

①	(❶　　　　　)	⑨	腟
②	卵管	⑩	外子宮口
③	(❷　　　　　)	⑪	腟円蓋
④	卵巣	⑫	(❼　　　　　)
⑤	(❸　　　　　)	⑬	子宮峡部
⑥	子宮腔	⑭	(❽　　　　　)
⑦	(❹　　　)	(❻　　　)	
⑧	(❺　　　)		

図2 子宮筋腫

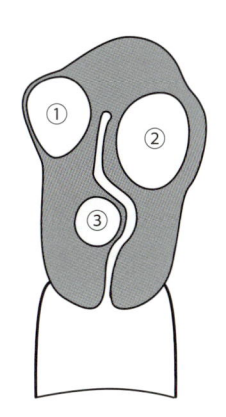

①	(❾　　　　　)筋腫
②	壁内筋腫
③	(❿　　　　　)筋腫

7 子宮疾患　85

子宮癌

子宮にできる上皮性の悪性腫瘍．子宮の入り口に発生する(❶　　　　　　　)と，子宮内部に発生する(❷　　　　　　　　　　)に分けられる（図3参照）．

	子宮頸癌	子宮体癌
頻度	70% 減少気味	30%
組織型	(❸　　　　　　)	(❹　　　　　　　　)
危険因子	(❺　　　　　　)感染	(❻　　　　　　)，糖尿病
前癌病変	(❼　　　　　　)	(❽　　　　　　　　)

以前は子宮頸癌の占める割合が圧倒的に高かったが，近年，子宮体癌が約30％を占めるようになった．集団検診などで早期発見される例が増え，子宮癌全体の死亡率は年々低下している．

子宮頸癌

子宮頸癌の患者にはどのような傾向があるか？	30～50歳代の患者が(❾　　　)%近くを占める 早婚の人，妊娠・出産回数の多い人，不特定多数の男性と性行為を体験した人などに発生しやすいとされることから，性行為との関連が推定されている ヘルペスウイルス，パピローマウイルスHPVなどとの関係が指摘されている
子宮頸癌が発生する部位はどこか？	子宮頸癌は，腟からの扁平上皮と子宮からの円柱上皮の境目（扁平円柱上皮接合部：squamocolumnar junction：(❿　　　　)）付近（図4参照）から発生するといわれ，この部分の正常な上皮が異常な形態の上皮に変化（これを(⓫　　　　　　)という）し，まだ完全な癌とはいえない(⓬　　　　　　)を経て扁平上皮癌にいたると考えられている（図5参照） 整理すると次のような経過となる 正常SCJ→異形成→上皮内癌→扁平上皮癌
上皮内癌とは？	上皮内癌（carcinoma in situ：CIS）とは，子宮頸癌で腫瘍が上皮内にとどまり，形態の異常性（異型度）が完全な癌と比べて軽度で，下層への浸潤のないものである．この段階で手術など適切な処置を受けると，5年生存率はほぼ100％である
症状と診断	早期では無症状のことも多い．不正性器出血や性交時出血，異常なおりものなどで気づくこともある．診断は，子宮口付近の細胞を綿棒などで採取して，癌細胞の有無を調べる細胞診や，(⓭　　　　　　)とよばれる腟拡大鏡での子宮頸部粘膜表面観察などが行われる

子宮体癌

疫学	近年，増加傾向にある 未婚，不妊，(❶　　　　　)，肥満，糖尿病，高血圧などのある女性に発生率が高い
病理	ほとんどが (❷　　　　) (❸　　　　　　　　) ともいわれる 子宮頸癌はほとんど扁平上皮癌だったことに注意

図3 子宮癌の発生する部位

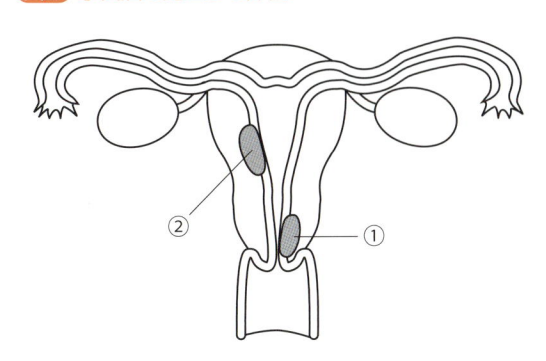

①	(❹　　　　　　　)
②	(❺　　　　　　　)

図4 SCJの説明

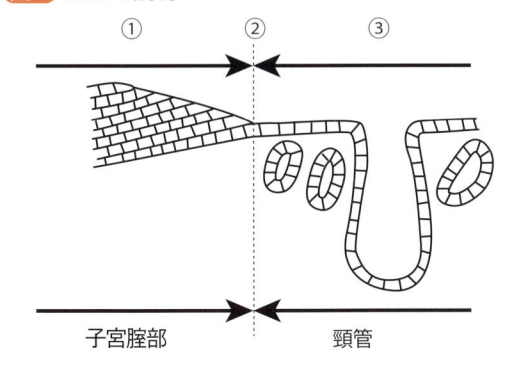

①	(❻　　　　　　　)
②	(❼　　　　　　　)
③	(❽　　　　　　　)

子宮腟部　　頸管

図5 子宮頸癌の進行過程

基底膜をやぶっていない　　基底膜をやぶっている

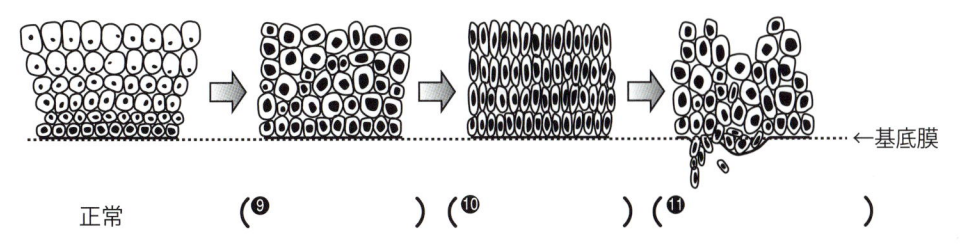

正常　　(❾　　　　)　(❿　　　　)　(⓫　　　　)

←基底膜

8 血液疾患

● 貧血

英語では？	(❶　　　　)
貧血とは？	血液中の赤血球数やヘモグロビン濃度，ヘマトクリット値が，異常に減少した状態．赤血球やヘモグロビンが減ると，全身に酸素が十分行きわたらなくなる

健常成人のヘモグロビン濃度の基準値(正常値)は？		基準値(正常値)	貧血と判定される濃度
	男性	(❷　　　)g/dL	13g/dL 未満
	女性	(❸　　　)g/dL	12g/dL 未満

このヘモグロビン濃度の基準値と比較して，次のように分類する．

基準値より低いとき	低色素性
基準範囲のとき	正色素性
基準値より高いとき	高色素性

参考 平均赤血球ヘモグロビン量（MCH）

$$MCH = \frac{ヘモグロビン値（g/dL）\times 10}{赤血球数（100万/\mu L）}$$

〔赤血球1個に含まれるヘモグロビン量の指標〕
※ MCHの基準値は 30 ± 4 である．

また，赤血球は容積があるので基準と比較して，次のように分類する．

赤血球の容積が基準より小さい	小球性
赤血球の容積が基準範囲内	正球性
赤血球の容積が基準より大きい	大球性

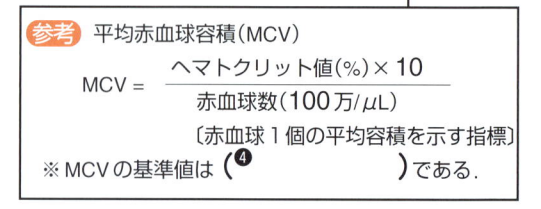

参考 平均赤血球容積（MCV）

$$MCV = \frac{ヘマトクリット値（\%）\times 10}{赤血球数（100万/\mu L）}$$

〔赤血球1個の平均容積を示す指標〕
※ MCVの基準値は (❹　　　　) である．

貧血は，上記のヘモグロビン濃度との比較と正常赤血球の大きさとの比較を組み合わせて，下記のように分類される（詳細は表1参照）．

貧血の分類	MCV	MCH
小球性低色素性貧血	小	低
正球性正色素性貧血	正	正
大球性貧血	大	高

88

表1 貧血の分類

小球性低色素性貧血	(❶　　　)	貧血の中で最も多い 鉄分の不足している食事を摂り続けたり，出血が続いたりすると，ヘモグロビンが不足し貧血になる 女性は(❷　　　)，出産，授乳による鉄喪失があり，鉄欠乏になりやすい 月経過多の原因には子宮筋腫，子宮内膜症がある 痔出血や(❸　　　　　　　)も鉄欠乏を招く	
	感染，炎症，腫瘍に伴う貧血		
正球性正色素性貧血	(❹　　　　　)	出血による貧血 急激な場合，出血性ショックを起こす	
	(❺　　　　　)	赤血球の寿命は約(❻　　)日であるが，赤血球の破壊が亢進して，赤血球の生産が追いつかない次のような場合，貧血になる 1．自己免疫性溶血性貧血 2．新生児溶血性貧血 3．不適合輸血 4．赤血球酵素異常など	
	骨髄の低形成	(❼　　　　　)	末梢血で赤血球，白血球，血小板という3系統の血球がともに減少((❽　　　　　))し，骨髄が低形成を示す疾患 骨髄は脂肪組織に置き換わっていることが多い
	二次性貧血	腎性貧血	腎不全になると，腎臓から分泌されていた赤血球産生のホルモンである(❾　　　　)が分泌されなくなり，貧血になる
大球性貧血	巨赤芽球性貧血	(❿　　　　　　　　)や葉酸の不足によって起こる慢性疾患である 骨髄には巨赤芽球，末梢血には巨大赤血球がみられる かつては(⓫　　　　　)といわれた 病気の本態はビタミンB₁₂欠乏による(⓬　　　)の代謝障害である ビタミンB₁₂の吸収には胃粘膜の(⓭　　　)が必要であるが，(⓮　　　)や自己免疫による抗内因子抗体の産生によって内因子が欠乏すると，ビタミンB₁₂の吸収障害を起こす	

白血病

造血細胞が腫瘍性，(❶　　　　　　　　　)に異常増殖する疾患である．多くの症例では白血球数の異常，貧血，血小板減少を伴う．

白血病の成因は現在のところ不明であるが，(❷　　　　　　　　　　　)(ATL)は(❸　　　　　　　　)によって起こることが知られている．遺伝的素因にウイルス，化学物質，放射線など環境因子が加わって発症すると考えられている．

白血病は以下の3つの項目を組み合わせて病名が作られる（表2参照）．

その1　病気の経過による分類

急性白血病	発症が急激で臨床症状も強く，短期間に死亡する 細胞学的には未熟な芽球が増加し，成熟した細胞が減少した状態である．この状態を(❹　　　　　　　　)といい，急性と慢性の鑑別に重要である（図1参照）
慢性白血病	発症時期が不明確で全身症状に乏しく，臨床経過が長いもの 数年後に急性白血病と同様の症状が出ることを(❺　　　　　　　　)という 細胞学的には未熟なものから成熟したものまで，分化の各段階の細胞がみられる

その2　白血病細胞の種類による分類

骨髄性白血病	骨髄性とは白血球のうちの(❻　　　　　　　)由来ということ
(骨髄)単球性白血病	(骨髄)単球性とは単球由来ということ
リンパ性白血病	骨髄のなかのリンパ球由来ということ リンパ性以外のものを非リンパ性ということもある

その3　増殖した白血病細胞が末梢血に出現するかどうかによる分類（図3参照）

(❼　　　)白血病	増殖した幼若な細胞が末梢血中に出現する
(❽　　　)白血病	増殖した幼若な細胞が末梢血中に出現しない しかし，骨髄には白血病細胞が充満しており，骨髄から出て行かない状態

白血病では必ず末梢血の白血球数が増加するというものではないことに注意‼

白血病の疫学	白血病全体での死亡率では(❾　　　　　)の死亡率のほうがやや高い 急性骨髄性白血病と急性リンパ性白血病の比は(❿　　　　　)である 慢性骨髄性白血病と慢性リンパ性白血病全体の比は(⓫　　　　　)である 急性リンパ性白血病は(⓬　　　　　)に多い 慢性骨髄性白血病は(⓭　　　　　)に多い 慢性リンパ性白血病は(⓮　　　　　)歳に多い

表2 代表的白血病と特徴

急性骨髄性白血病	AML	(❶)がみられる（図1参照） 骨髄芽球に(❷)がみられる（図2参照）
慢性骨髄性白血病	CML	(❸)がほとんどの症例に認められる．これは22番染色体の長腕が切れ，他の染色体に転移したものである．好中球アルカリフォスファターゼ活性の著明な低下がみられる．(❹)を伴う
急性リンパ性白血病	ALL	リンパ芽球が末梢血，骨髄ともに著増
慢性リンパ性白血病	CLL	わが国では珍しい
(❺)	MDS	白血病の前段階の病変 末梢血では赤血球，白血球，血小板の3系統の減少がみられるのに対し，骨髄は正常ないし過形成である

図1 急性白血病と慢性白血病の細胞パターンの比較

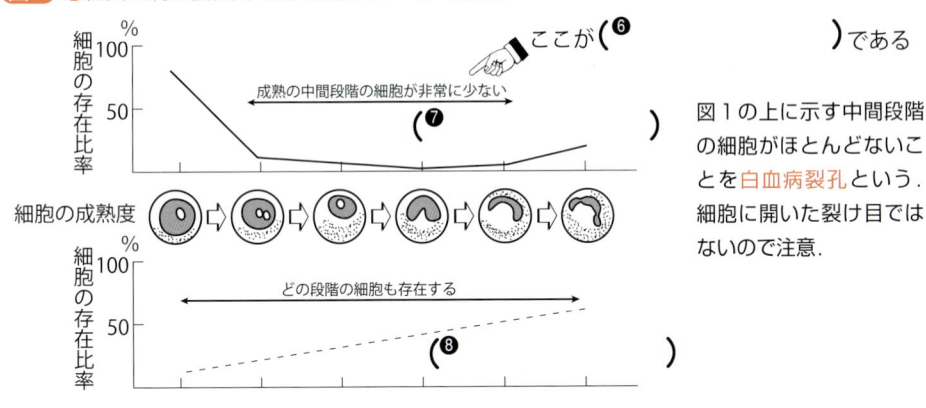

ここが(❻   )である

(❼   )

(❽   )

図1の上に示す中間段階の細胞がほとんどないことを白血病裂孔という．細胞に開いた裂け目ではないので注意．

図2 アウエル小体

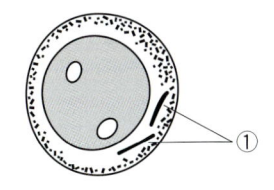

図2の①に示す針状の構造物がアウエル小体である．ギムザ染色で顕微鏡で観察すると赤紫色にみえる．アウエル小体があれば，まず(❾   )と考えられるので重要である．

図3 白血性と非白血性

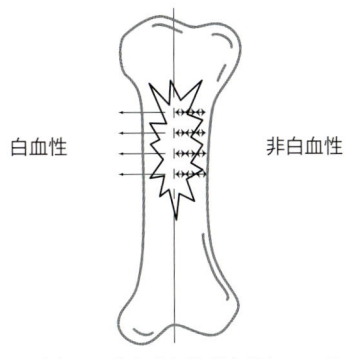

白血性　　非白血性

骨髄中には白血病細胞が充満している

白血病は骨髄が病気の中心で，骨髄に白血病細胞は充満している．骨髄に白血病細胞があまりに多いときは，骨髄が目詰まりした状態になり，末梢血に白血病細胞は少なくなる．白血病では末梢血の白血球数は，増える症例も減る症例もある．

白血球数の異常

白血球数の増加する疾患	感染症	細菌感染などでは好中球が増加するが，分葉核好中球より桿状核好中球の比率が増加する．核の（❶　　　　　）という現象がみられる
	（❷　　　　　）反応	感染症などで，末梢血中に白血球の異常増加がみられ，その中に幼弱な白血球を認めるが，白血病ではないもの 白血病と異なり，原因が除去されると回復する
	白血病	幼弱な白血病細胞が増加する
白血球数の減少する疾患	薬剤	（❸　　　　　），アミノフィリン，スルホンアミドなど
	ウイルス	麻疹，水痘など

白血球が3,000/μL以下になると感染に対する防御力が低下して危険である．

悪性リンパ腫

リンパ節や脾臓などのリンパ組織の細胞が腫瘍化し，増殖する疾患の総称．悪性リンパ腫は腫瘍の組織的な違いから，ホジキン病と非ホジキンリンパ腫に大別される．

ホジキン病	欧米ではホジキン病の占める割合が高い．日本では少ない 組織学的には2核または多核の（❹　　　　　）(Reed-Sternberg)細胞がみられるのが特徴である（図4参照）
非ホジキンリンパ腫	日本では，非ホジキンリンパ腫が圧倒的に多く，全悪性リンパ腫の85％を占める．腫瘍細胞の表面マーカーによりB細胞由来とT細胞由来に分類され，（❺　　　　　）リンパ腫が圧倒的に多い 結節型とびまん型に分類されることもある 初発症状は頸部などのリンパ節の（❻　　　　　）のことが多い

骨髄腫

病理	骨髄における（❼　　　　　）の腫瘍性増殖である（図5参照）
疫学	50歳以上，特に男性に多い
臨床症状	骨痛や病的骨折がみられ，骨変化では，骨X線所見で（❽　　　　　）punched-out lesionが特徴的である
検査	骨髄腫の腫瘍細胞は，単一の（❾　　　　　）を産生する．これを単クローン免疫グロブリン(Monoclonal Immunoglobulin)ということから，Mをとってこのタンパクを（❿　　　　　）といい，血清タンパク電気泳動で検出される（図6参照）

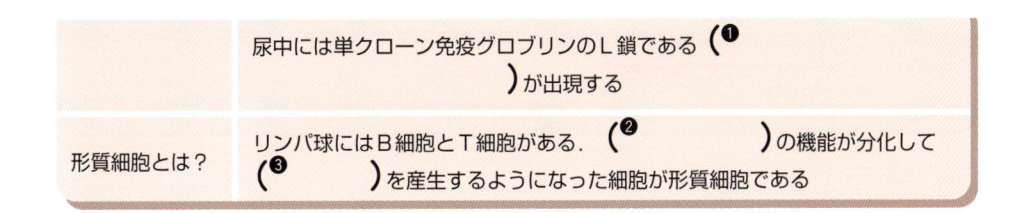

	尿中には単クローン免疫グロブリンのL鎖である (❶　　　　) が出現する
形質細胞とは？	リンパ球にはB細胞とT細胞がある．(❷　　　　) の機能が分化して (❸　　　　) を産生するようになった細胞が形質細胞である

図4 リード・ステルンベルグ細胞

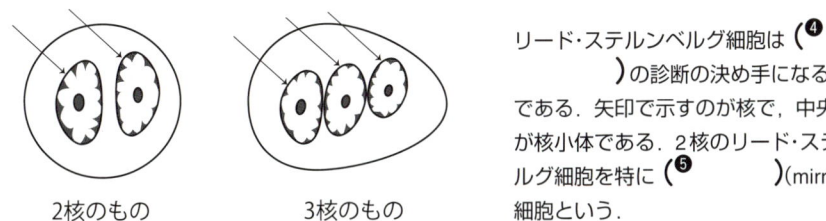

2核のもの　　　　3核のもの

リード・ステルンベルグ細胞は (❹　　　　) の診断の決め手になるので重要である．矢印で示すのが核で，中央にあるのが核小体である．2核のリード・ステルンベルグ細胞を特に (❺　　　　) (mirror image) 細胞という．

図5 形質細胞の由来と機能

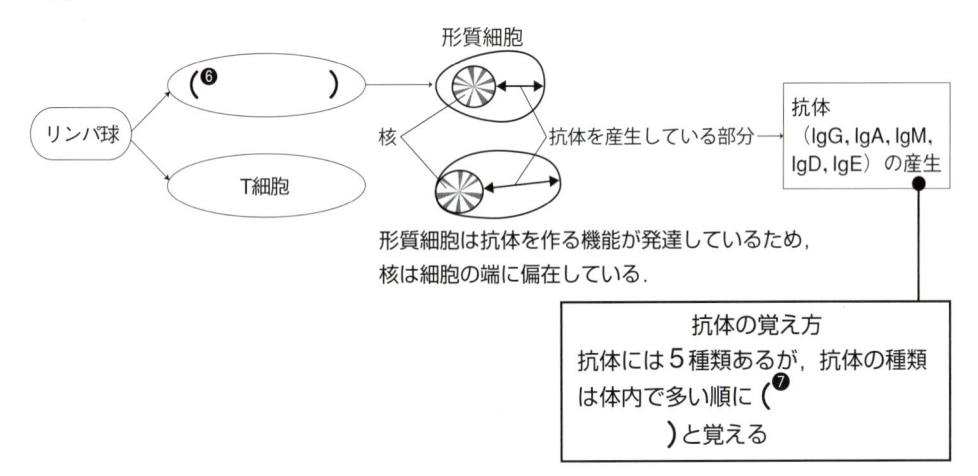

リンパ球 → (❻　　　　) → 形質細胞
リンパ球 → T細胞

核　　抗体を産生している部分 → 抗体（IgG, IgA, IgM, IgD, IgE）の産生

形質細胞は抗体を作る機能が発達しているため，核は細胞の端に偏在している．

抗体の覚え方
抗体には5種類あるが，抗体の種類は体内で多い順に (❼　　　　) と覚える

図6 正常と骨髄腫の血清タンパク電気泳動

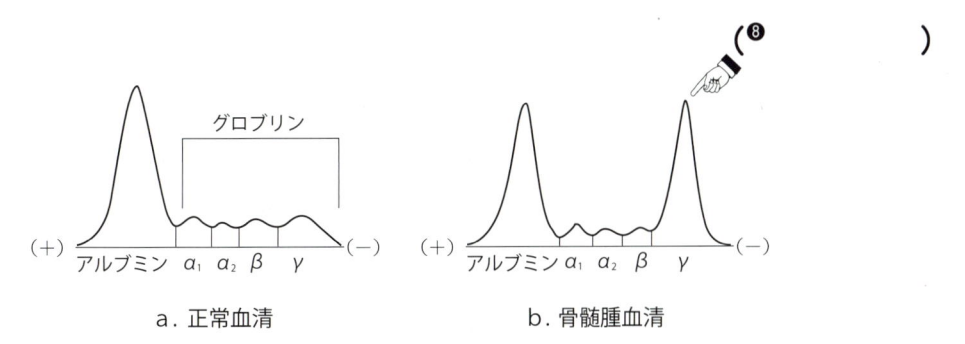

(❽　　　　)

a．正常血清　　　　b．骨髄腫血清

9 代謝性疾患

糖尿病

糖尿病とは？	病名英語：(❶　　　　　　　) 膵臓ランゲルハンス島 (❷　　　　　) から分泌されるインスリンの相対的・絶対的不足による糖代謝異常で，慢性の (❸　　　　　) 状態を主な特徴とする疾患である
糖尿病の典型症状は？	口渇，多飲，多尿，体重減少

血糖とは？	血液中の (❹　　　　　) のこと	
尿糖とは？	尿中の (❺　　　　　) のこと	
ブドウ糖の別名は？	ブドウ糖＝(❻　　　　　) ＝(❼　　　)	この3つは同じ物質を指している
血糖正常参考値は？	(❽　　) 〜 (❾　　) mg/dL	単位も重要 (❿　　　　　) mg/dL と覚えると楽
尿糖正常参考値は？	試験紙法(テープ)では (⓫　　)	通常は血糖値が腎の (⓬　　　　) (160〜180mg/dL) を超えたとき，尿糖が出てくる（陽性となる）．したがって正常人でも尿糖が出ることがあるので注意しよう(図1参照)

糖尿病診断基準（日本糖尿病学会）

日本糖尿病学会の糖尿病診断基準は血糖値と (⓭　　) g の経口糖負荷試験(OGTT)，HbA1cを用いて行われる．2010年7月より診断基準に「HbA1c (⓮　　) ％以上」(6.1％ [JDS値]) が追加された．(尿糖検査は健診に使われても，診断に使われないことに注意)．

基準は次のとおりである（血糖値単位 (⓯　　　　　)）．

	糖尿病型	正常型	境界型
空腹時血糖値	(⓰　　) 以上	(⓱　　) 未満	いずれにも属さない
75g経口糖負荷試験2時間値	200以上	140未満	
随時血糖値	(⓲　　) 以上		
判定	上記のいずれかを満たす	上記の両者を満たす	

糖尿病の診断は，上の糖尿病型の検査値のいずれかを別の日の検査で (⓳　　) 回以上確認する．境界型とは，糖尿病型と正常型の中間の状態で，(⓴　　　　　) (impaired glucose tolerance：IGT) ともいわれる．

糖尿病と尿崩症の病名の由来

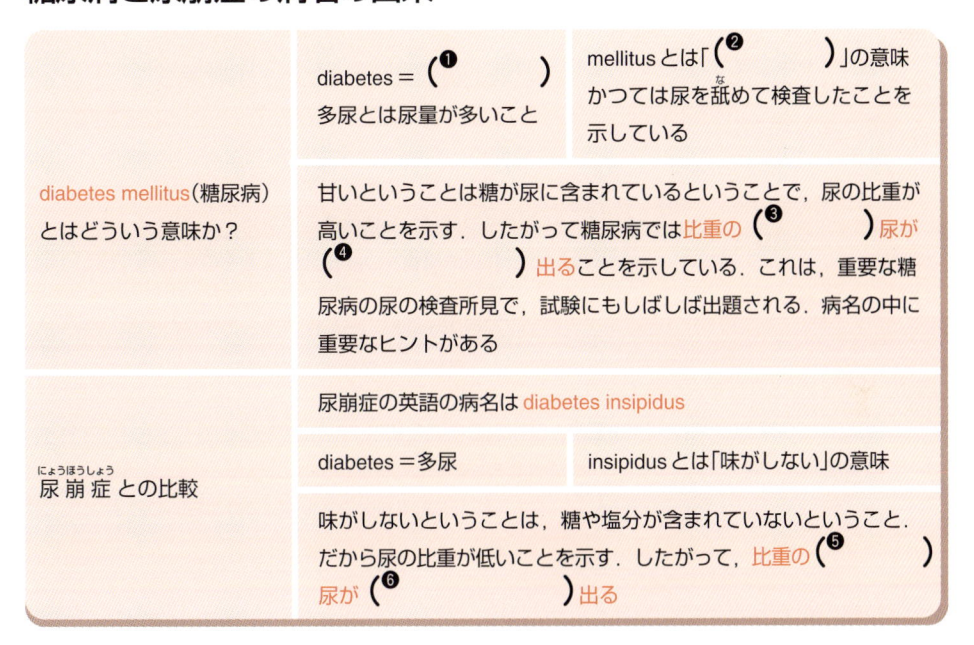

diabetes mellitus（糖尿病）とはどういう意味か？	diabetes ＝（❶　　　）多尿とは尿量が多いこと	mellitus とは「（❷　　　）」の意味 かつては尿を舐めて検査したことを示している
	甘いということは糖が尿に含まれているということで，尿の比重が高いことを示す．したがって糖尿病では比重の（❸　　　）尿が（❹　　　）出ることを示している．これは，重要な糖尿病の尿の検査所見で，試験にもしばしば出題される．病名の中に重要なヒントがある		
尿崩症との比較	尿崩症の英語の病名は diabetes insipidus	
	diabetes ＝多尿	insipidus とは「味がしない」の意味
	味がしないということは，糖や塩分が含まれていないということ．だから尿の比重が低いことを示す．したがって，比重の（❺　　　）尿が（❻　　　）出る	

図1 腎の糖閾値の考え方

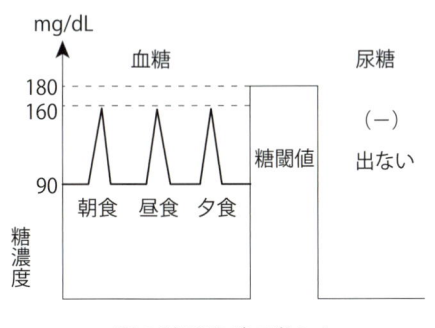

a. 腎の糖閾値が正常の人

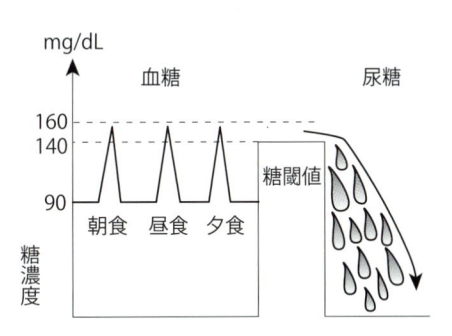

b. 腎の糖閾値が低い人

腎の糖閾値はダムにたとえるとよく分かる．通常は腎の糖閾値は 160〜180mg/dL である．腎の糖閾値を血糖が超えない限り，尿に糖が出ることはない（図1a）．この腎の糖閾値が低い人（病気ではない）があり，通常の食事でも血糖が腎の糖閾値を超えるため，尿糖が陽性になる（図1b）．これを（❼　　　）という．この場合、糖尿病ではないのに尿糖が陽性である．腎性糖尿は病気ではなく，糖尿病ときちんと区別して使う必要がある．
腎の糖閾値は腎尿細管のグルコースの（❽　　　）能によって決まる．

●糖尿病の分類と特色

Ⅰ.	1型糖尿病	わが国ではほとんどこの2種類である
Ⅱ.	2型糖尿病	詳細は次頁の表1を参照
Ⅲ.	その他の特定の機序，疾患による糖尿病	インスリン遺伝子異常 インスリン受容体遺伝子異常 膵炎や薬物，ウイルスによるものなど
Ⅳ.	(❶　　　　　　)	妊娠中に発症，または初めて発見される糖代謝異常

耐糖能障害とは？	正常と糖尿病の中間の状態 「境界型」ともいわれる (❷　　　)(impaired glucose tolerance)ともいわれる
ケトーシスとは？	血液中に(❸　　　　　　)が増えた状態 ケトン体には3種類(アセトン，β-ヒドロキシ酪酸，アセト酢酸)がある 糖尿病では血糖は高いが，細胞の中に糖が取り込めないため(❹　　　　　　)がエネルギー源として利用される．脂肪酸の利用が進むと酸性の強いケトン体が血液中に増加する ケトン体は脳の働きを低下させるため，意識不明・呼吸困難を起こし，死に至る(❺　　　　　　　)を引き起こす

表1 1型糖尿病と2型糖尿病の比較

	1型糖尿病	2型糖尿病
以前の病名は？	(❶　　　　　)糖尿病	(❷　　　　　)糖尿病
発症年齢は？	(❸　　　　　)に多い	(❹　　　)歳以上に多い
患者数は？	少ない	多い 日本の糖尿病患者の(❺　　　)％を占める
発症後の経過は？	急激に進行	徐々に進行 自覚症状なしに経過することが多い
主な病因は？	膵臓になんらかの障害が起こり，膵β細胞の破壊が特色　しばしば(❻　　　　　)が引き金となるインスリンの絶対量が不足する	肥満，過食，運動不足，ストレスなどの生活習慣 (❼　　　　　)(インスリンが分泌されているのに作用しない状態)とインスリン分泌低下の両者が発症に関わる
体型は？	関係ない	(❽　　　　)の人が多い
遺伝傾向は？	遺伝傾向がある	遺伝傾向が(❾　　　　)
インスリン分泌は？	著しく低い	比較的保たれる
ケトーシスの傾向は？	(❿　　　)	低い
治療法は？	インスリン治療が必要	食事療法，運動療法をまず試す　次に(⓫　　　　　)を使用する．有効なことが多い

糖尿病の合併症

糖尿病の主な合併症と転帰は以下のようなものである．

主な糖尿病合併症		合併症の転帰(結果)
糖尿病の三症 (トリオパシー)	糖尿病性網膜症	失明
	糖尿病性腎症	腎不全，人工透析
	糖尿病性神経症	四肢の壊疽
糖尿病性壊疽		四肢切断
動脈硬化 狭心症		(❶　　　　　)心筋梗塞(神経を冒されているため痛みを感じない)
脳血管障害		脳血栓(梗塞)
感染症		肺炎，結核，膀胱炎などに罹りやすくなる 女性では特に尿路感染症を起こしやすくなる

糖尿病性腎症のうち代表的な病理学的変化は，(❷　　　　　　　)といわれる．このうち，腎糸球体に硝子様物質が結節状(かたまり状)に沈着する病変を(❸　　　　　　　)または結節性糸球体硬化症という(図2参照)．高度の浮腫，低タンパク血症，高コレステロール血症，タンパク尿などの(❹　　　　　　　　　)と高血圧，腎機能低下を伴う．

図2 キンメルスティール・ウィルソン病変

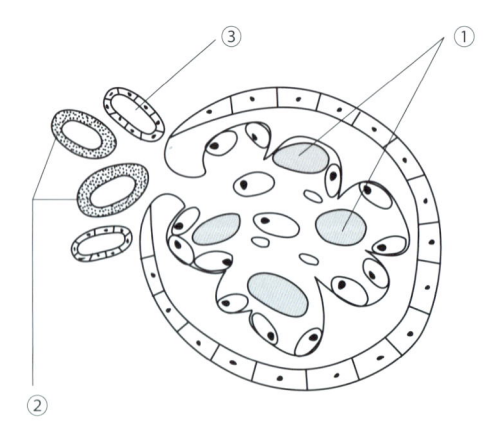

①	硝子様物質が糸球体の基質((❺　　　　　　))内に結節状に沈着している
②	輸入および輸出(❻　　　　　)が硝子様に肥厚している
③	(❼　　　　　)が萎縮している

痛風

痛風とは？	血液中の（❶　　　）が高い状態が続き，尿酸が結晶となって手足の関節や腎臓に沈着し，激しい痛みを伴う炎症を起こす疾患 最初の発作は，母趾中足趾関節（足の親指の付け根の関節）に起こることが多い 尿酸結晶の沈着が進み，肉眼で観察できる塊状となったものを（❷　　　　　）という
疫学は？	成年，（❸　　　），肥満の人に多い 生活習慣の変化で若年化の傾向がある
診断のための検査は？	血液生化学検査で（❹　　　　　　　　）の確認 関節中に白血球に貪食された尿酸結晶の確認
尿酸とは？	尿酸は核酸塩基のうちの（❺　　　　　）塩基（（❻　　　）と（❼　　　　　））の分解されたもの 血清中の生理的尿酸値の上限は男子 6.0 mg/dL，女子 5.5 mg/dL 血液中の尿酸の溶解度は（❽　　　）mg/dL で，この濃度を超えた場合，組織に尿酸結晶が沈着する
治療は？	薬物療法が中心 （❾　　　　　　　）は発作の予防薬で，発作が起きる前に飲む 血中の尿酸値が高い状態が続く場合，尿酸排泄促進剤のプロベネシドや尿酸合成阻害薬の（❿　　　　　　　）で，尿酸値を下げるようにコントロールする
食事・食品の注意点は？	プリン体は，肉，魚の白子，（⓫　　　　　　）などに多く含まれている 最近は食品からのプリン体の制限はあまりしない 水を多めに摂り，尿酸値が上がらないようにする 患者は1日（⓬　　　）リットルの尿を目標に，水を摂ることを指導される
偽性痛風とは？	軟骨への（⓭　　　　　　　　　　）結晶の沈着によって生じる疾患である．この沈着したピロリン酸カルシウム結晶が関節腔内に遊離すると，痛風に似た急性炎症を起こすことがある

10 内分泌性疾患

内分泌異常

内分泌腺の役割はホルモンを産生することであるが，その特色を再確認しよう．

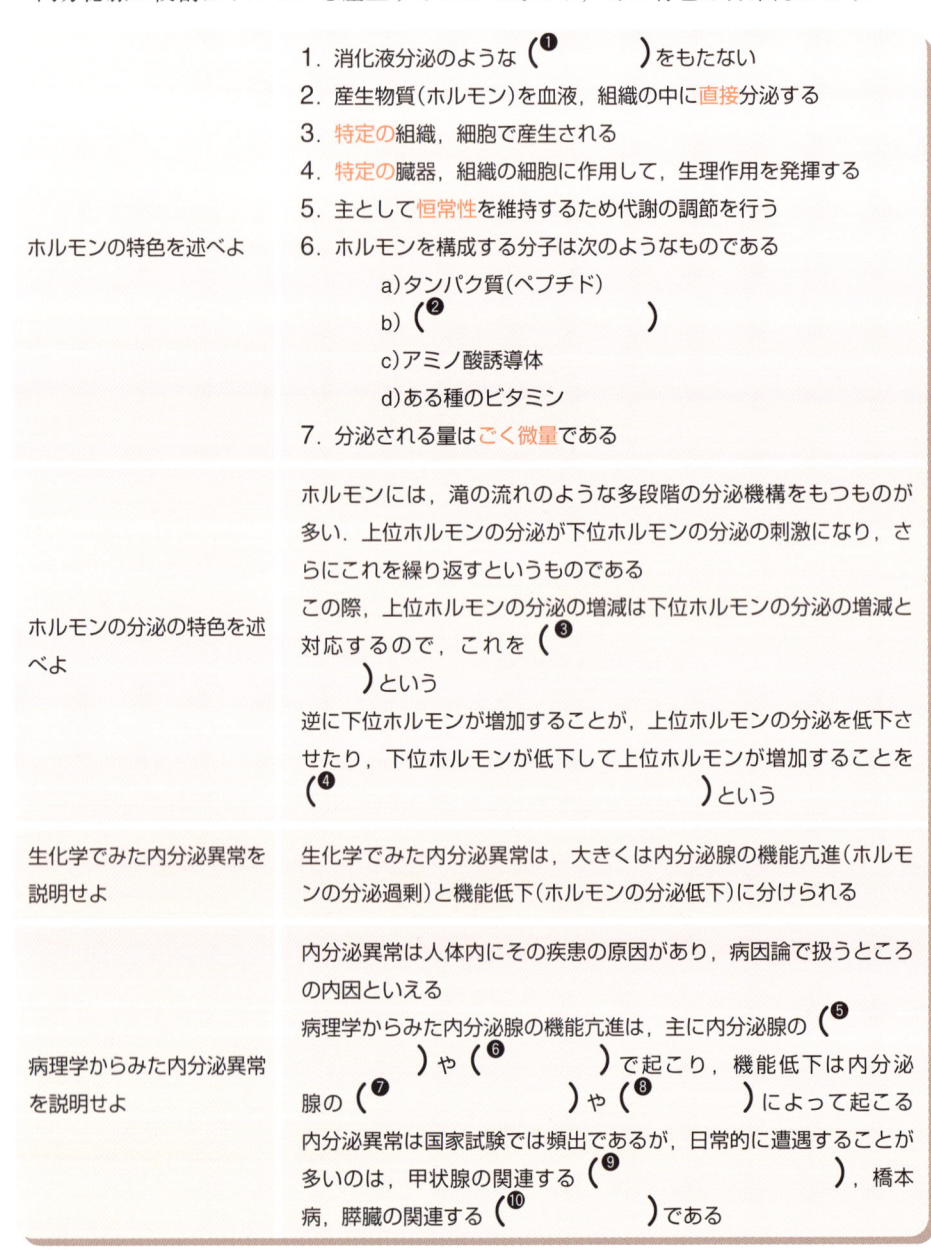

ホルモンの特色を述べよ	1. 消化液分泌のような（❶　　　）をもたない 2. 産生物質（ホルモン）を血液，組織の中に直接分泌する 3. 特定の組織，細胞で産生される 4. 特定の臓器，組織の細胞に作用して，生理作用を発揮する 5. 主として恒常性を維持するため代謝の調節を行う 6. ホルモンを構成する分子は次のようなものである 　　a) タンパク質（ペプチド） 　　b)（❷　　　　　　　　　） 　　c) アミノ酸誘導体 　　d) ある種のビタミン 7. 分泌される量はごく微量である
ホルモンの分泌の特色を述べよ	ホルモンには，滝の流れのような多段階の分泌機構をもつものが多い．上位ホルモンの分泌が下位ホルモンの分泌の刺激になり，さらにこれを繰り返すというものである この際，上位ホルモンの分泌の増減は下位ホルモンの分泌の増減と対応するので，これを（❸　　　　　　　）という 逆に下位ホルモンが増加することが，上位ホルモンの分泌を低下させたり，下位ホルモンが低下して上位ホルモンが増加することを（❹　　　　　　　　　）という
生化学でみた内分泌異常を説明せよ	生化学でみた内分泌異常は，大きくは内分泌腺の機能亢進（ホルモンの分泌過剰）と機能低下（ホルモンの分泌低下）に分けられる
病理学からみた内分泌異常を説明せよ	内分泌異常は人体内にその疾患の原因があり，病因論で扱うところの内因といえる 病理学からみた内分泌腺の機能亢進は，主に内分泌腺の（❺　　　）や（❻　　　　　）で起こり，機能低下は内分泌腺の（❼　　　　　）や（❽　　　　　）によって起こる 内分泌異常は国家試験では頻出であるが，日常的に遭遇することが多いのは，甲状腺の関連する（❾　　　　　　　），橋本病，膵臓の関連する（❿　　　　　　）である

図1 身体の主なホルモン産生器官

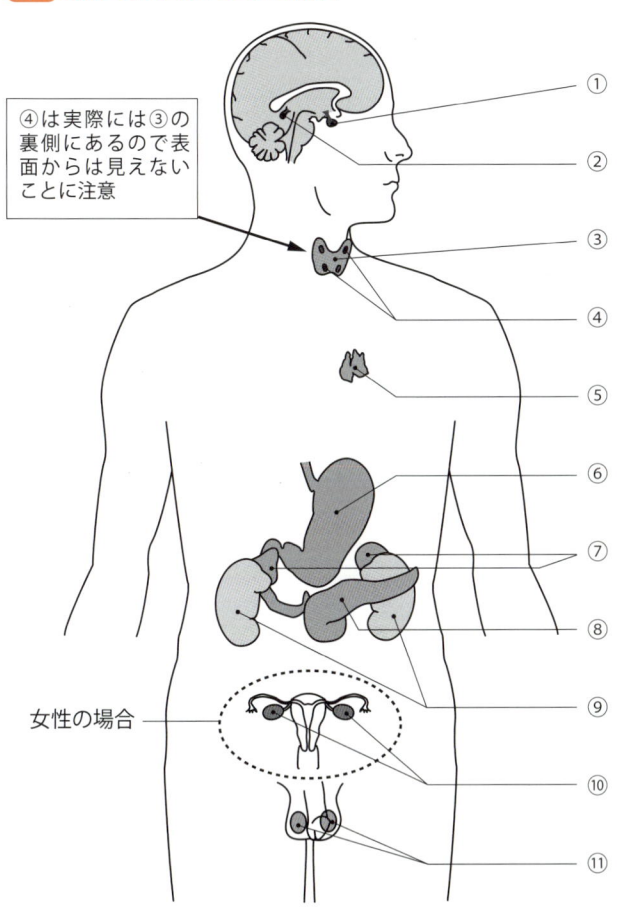

①	(❶　　　　　　　　)
②	(❷　　　　　　　　)
③	(❸　　　　　　　　)
④	(❹　　　　　　　　)
⑤	(❺　　　　　　　　)
⑥	胃および十二指腸
⑦	副腎
⑧	膵臓
⑨	腎臓
⑩	卵巣
⑪	精巣

④は実際には③の裏側にあるので表面からは見えないことに注意

図を見て，各器官からどのようなホルモンが分泌されるか，いえるように練習しよう．

女性の場合

さらに，この図に示していないが，心臓は心房性ナトリウム利尿ペプチド（ANP）を分泌しており，ホルモン産生臓器ともいえる

胃および十二指腸からは消化管ホルモンである，(❻　　　　　　　　)，セクレチン，コレシストキニンが分泌される．
腎臓からは(❼　　　　　　　　)が分泌される．

学習のポイント

　分泌臓器とホルモンの対応，機能亢進・低下の疾患名をしっかり覚えること．特に人名疾患は好んで出題されるので覚えてしまおう．

　内分泌異常による症状を理解するには，ホルモンの調節機構を理解することが重要である．

脳下垂体の構造と疾患

脳下垂体はどこにあるか？	頭蓋のほぼ中央の（❶　　　）の（❷　　　）にはまり込んでいる
脳下垂体の上には何があるか？	間脳の一部である（❸　　　）が上にあり，脳下垂体と細い柄で連なっている
脳下垂体の前葉・中葉・後葉は発生学的には何に由来しているか？（胎生期の何に相当するのか？）（図2参照）	前葉と中葉は胎生期の（❹　　　）の粘膜上皮がのびてできたくぼみ(ラトケ嚢)に由来している 後葉は（❺　　　）底部の隆起(漏斗)に由来している
組織学からみた脳下垂体の機能の特色は何か？（図2参照）	前葉と中葉は発生が同じで機能も似ているので両者を併せて（❻　　　）といわれる 後葉は，（❼　　　）といわれる
腺性下垂体と神経性下垂体のホルモンの分泌の仕方には，どのような特色があるか？	前葉・中葉の分泌細胞（腺）から，それぞれ前葉ホルモン，中葉ホルモンが分泌される 後葉ホルモンは，視床下部にある視索上核や室傍核で合成され，神経線維を通って後葉に達する．必要に応じて血液中に放出される．このような分泌を（❽　　　）という

下垂体機能亢進

巨人症	成長ホルモン産生腫瘍の（❾　　　）発生
末端肥大症	成長ホルモン産生腫瘍の（❿　　　）発生
クッシング病	ACTH産生腫瘍による．肥満，（⓫　　　）顔貌，高血圧，糖尿病などがみられる

下垂体機能低下

尿崩症	自己免疫や，付近の腫瘍の圧迫による（⓬　　　）の低下
下垂体性小人症	成長ホルモン低下が小児期に発生
（⓭　　　）病	下垂体全体の機能低下が成人期に発生
分娩後下垂体壊死（⓮　　　症候群）	分娩時の出血性ショックによる下垂体前葉の（⓯　　　） そのため性腺刺激ホルモンやプロラクチンが分泌されず，無月経，性腺萎縮，乳汁分泌低下などが発生する

図2 脳下垂体の構造

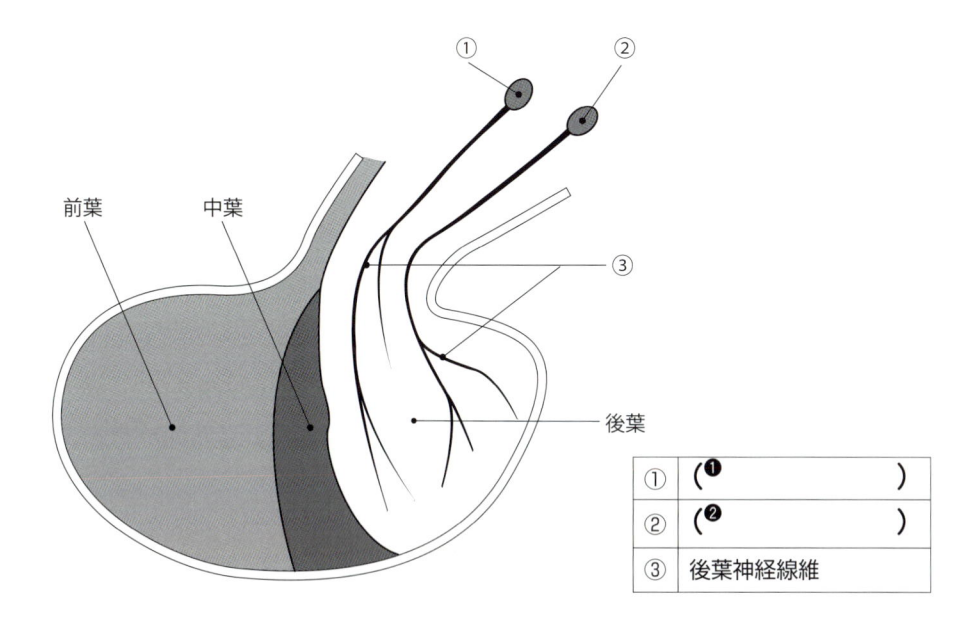

①	(❶　　　　　)
②	(❷　　　　　)
③	後葉神経線維

表1 脳下垂体から分泌されるホルモン

	ホルモン名	略号	作用
前葉	成長ホルモン	GH	全身・軟骨
	甲状腺刺激ホルモン	(❸　　　)	甲状腺
	プロラクチン	PRL	乳腺（女性） 前立腺（男性）
	黄体形成ホルモン （黄体化ホルモン）	LH	排卵（女性） 精巣（男性）
	卵胞刺激ホルモン	FSH	卵胞（女性） 精巣（男性）
	副腎皮質刺激ホルモン	(❹　　　)	副腎皮質
中葉	メラニン細胞刺激ホルモン	MSH	メラニン細胞
後葉	(❺　　　)（抗利尿ホルモン）	ADH	遠位尿細管
	オキシトシン		子宮平滑筋

10　内分泌性疾患

▶甲状腺の構造と疾患

気管前面に位置する内分泌腺で，気管の両側にある左右両葉と，これを結ぶ峡部から成る蝶形の臓器である（図3参照）．

甲状腺機能亢進

バセドウ病 （グレーブス病）	疫学	20～40歳代の（❶　　　）に多い．男性の5～6倍 全甲状腺疾患の約40％を占める
	病態	TSHレセプターに対する自己抗体が甲状腺を刺激し，甲状腺腫を起こし，甲状腺ホルモンが過剰に分泌される
	症状	（❷　　　）の三徴候（甲状腺腫・眼球突出・頻脈） 眼球突出は必発するわけではない 体重は代謝亢進のため減少する
橋本病（❸　　　）	好発	中・高年女性に多い 全甲状腺疾患の20％を占める
	病態	甲状腺組織に対する（❹　　　）疾患
	病理	甲状腺間質へのリンパ球浸潤 濾胞細胞の変性

甲状腺機能低下

クレチン病	（❺　　　）の甲状腺機能低下 肉体的，精神的発達障害
粘液水腫	30～60歳代の女性に多い （❻　　　）の甲状腺機能低下 圧痕を残さない特有の（❼　　　），眉毛の外側部が薄い 全身の代謝低下

甲状腺癌

疫学	（❽　　　）に多く，乳頭癌が最も多い
初期の症状	喉頭圧迫感，声がれ（嗄声），咳，洋服のネックが合わなくなるなど
予後	比較的良好だが，（❾　　　）は予後不良

甲状腺癌の組織型

濾胞細胞由来	乳頭癌	
	濾胞癌	
	(❶　　　　)	
傍濾胞細胞（C細胞*）由来	(❷　　　　)	腫瘍がカルシトニンを産生する

*C細胞のCはカルシトニンCalcitoninのCである．

図3 甲状腺とその周辺

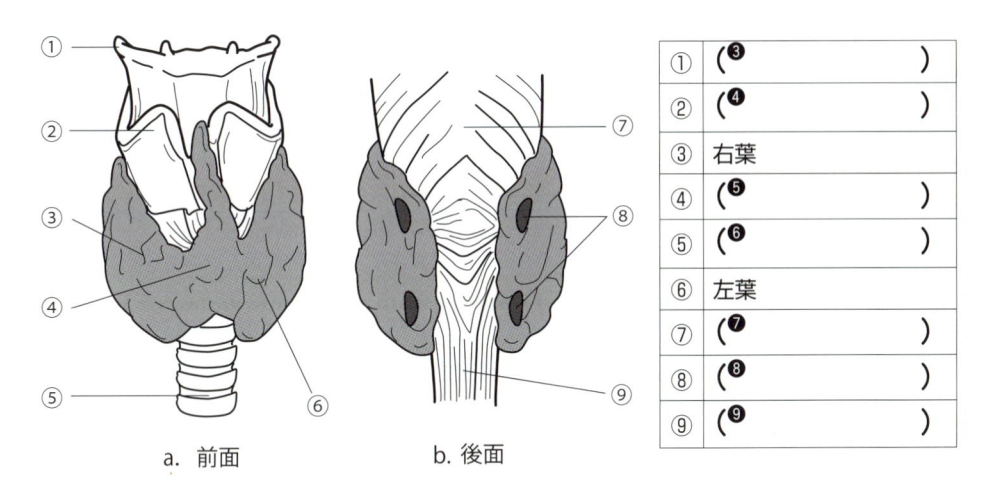

a. 前面
b. 後面

①	(❸　　　　)
②	(❹　　　　)
③	右葉
④	(❺　　　　)
⑤	(❻　　　　)
⑥	左葉
⑦	(❼　　　　)
⑧	(❽　　　　)
⑨	(❾　　　　)

図4 甲状腺の組織

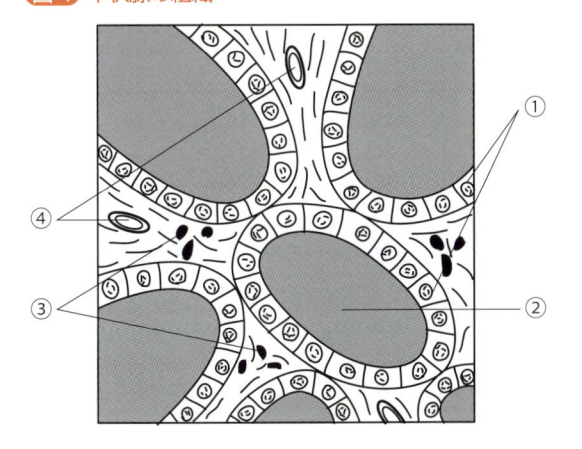

①	(❿　　　　)細胞
②	濾胞細胞から分泌された甲状腺ホルモンが入っているコロイド
③	(⓫　　　　)細胞
④	毛細血管

表2 甲状腺から分泌されるホルモン

産生細胞	ホルモン名	略号	作用
濾胞細胞	トリヨードサイロニン	T₃	代謝の促進
	(⓬　　　　)	T₄	
傍濾胞細胞 ((⓭　　)細胞)	(⓮　　　　)	CT	骨へのカルシウムとリン酸の取り込みを促進し、血清カルシウム値を下げる

➡ 副腎の構造と疾患

副腎皮質

副腎皮質機能亢進

コン症候群	(❶　　　　　　　　　)の過剰分泌 副腎皮質腺腫が多い Naは体内に貯留し上昇，Kは喪失
クッシング症候群	(❷　　　　　　　　　)の過剰分泌 30歳代の(❸　　　　)に多い (❹　　　　　　　)のACTH過剰分泌により副腎皮質の過形成（クッシング病） (❺　　　　　　　　　)によるもの（クッシング症候群） 異所性ACTH分泌腫瘍によるもの（肺癌，膵癌など） 長期にわたる副腎皮質ステロイドの使用（医原性クッシング症候群）
(❻　　　　)症候群	女性に多く，網状帯で作られるアンドロゲンの作用で男性化する

副腎皮質機能低下

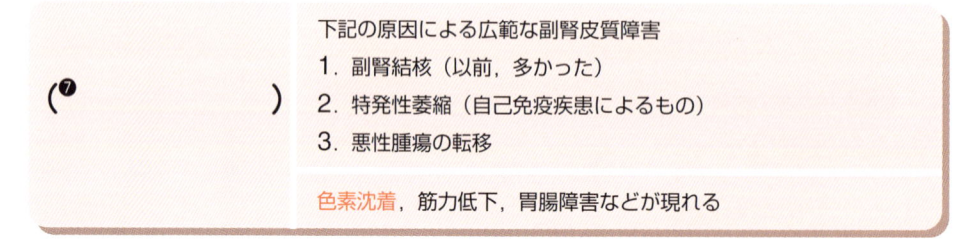

(❼　　　　　　)	下記の原因による広範な副腎皮質障害 1．副腎結核（以前，多かった） 2．特発性萎縮（自己免疫疾患によるもの） 3．悪性腫瘍の転移 色素沈着，筋力低下，胃腸障害などが現れる

副腎髄質

　副腎髄質から分泌されるアドレナリンとノルアドレナリンは，化学的にはカテコールという構造を持つので，(❽　　　　　　　　　　　)ともいう．

副腎髄質細胞の組織学上の別名は何か？	副腎髄質のホルモン分泌細胞を(❾　　　　　　)細胞（または褐色細胞）という．これは，クロムを含む固定液で固定すると，この細胞が褐色調に染まるためで，細胞に含まれるカテコールアミンと作用するためである．

　カテコールアミンの分泌過剰は，副腎髄質由来の腫瘍に伴って発生する．副腎髄質の代表的な腫瘍は次のものがある．

(❿　　　　　　)	20～40歳代発生（大人にできる） クロム親和性細胞から成る約90％良性腫瘍，10％程度悪性が存在する 高血圧，血糖値上昇がみられる

(❶　　　) | (❷　　　)に発生する腹部腫瘍．悪性度高く，急速に発育し，転移する
尿中にバニリルマンデル酸（VMA）出現

図5 副腎とその組織

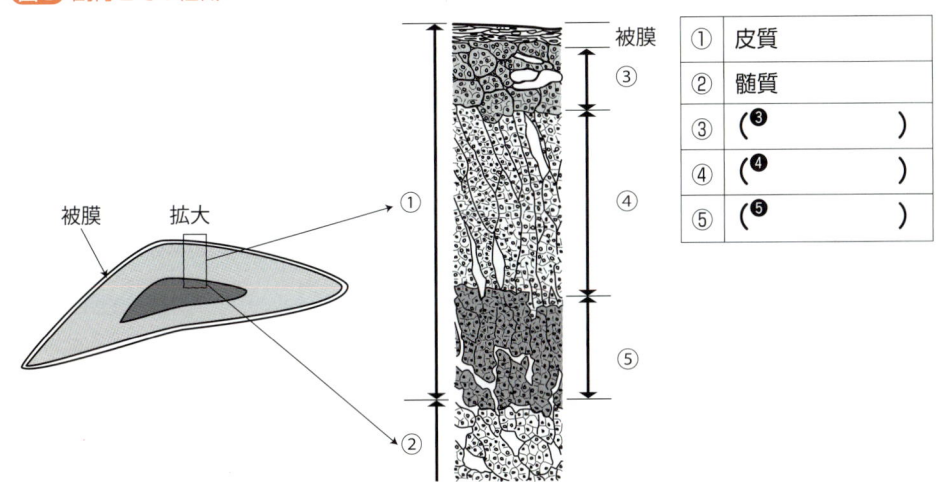

①	皮質
②	髄質
③	(❸　　　)
④	(❹　　　)
⑤	(❺　　　)

表3 副腎皮質から分泌されるホルモン

分泌部位	ホルモン名	代表的化合物名	生理作用
球状帯	鉱質コルチコイド（ミネラルコルチコイド）	(❻　　　)	電解質代謝
束状帯	糖質コルチコイド（グルココルチコイド）	(❼　　　)	血糖値上昇
網状帯	性ホルモン	アンドロゲン　エストロゲン	通常は，どちらも分泌は少量で，生理的役割は小さい

表4 副腎髄質から分泌されるホルモンと作用

ホルモン名	作用
アドレナリン	(❽　　　)作用
ノルアドレナリン	(❾　　　)作用

膵臓の構造と疾患

　胃のうしろにある長さ約15cmの細長い器官である．膵頭，膵体，膵尾の3部から成る（図6参照）．中央を膵管が通っており，十二指腸の乳頭部に開口している．膵臓にはアミラーゼやリパーゼを含む消化液（膵液）を分泌する（❶　　　　　）と，ホルモンを分泌する内分泌腺（ランゲルハンス島）がある（図7，表5参照）．

膵臓内分泌細胞の機能亢進

（❷　　　　　）	B細胞由来のインスリン産生腫瘍のことであり，（❸　　　　　）発作を起こす
（❹　　　　　）症候群	ガストリン産生腫瘍（（❺　　　　　））のことであり，難治性の（❻　　　　　）が多発する 膵臓や十二指腸に，本来は胃でガストリンを産生するG細胞が胎生期に迷入することにより発生する
グルカゴノーマ	A細胞由来のグルカゴン産生腫瘍のことで，糖尿病状態を起こす

膵臓内分泌細胞の機能低下

糖尿病	糖尿病の項，参照

膵臓癌 pancreatic cancer

膵癌が最も発生しやすい部位はどこか？	膵癌の好発部位は（❼　　　　　）で，膵癌の70％は膵頭部に発生する 原発癌で腺癌が多い
膵頭部癌の症状の特色は何か？	比較的早期に（❽　　　　　）が現れ，腫大した胆嚢が触知できる（図8参照）
膵臓癌の予後はどうか？	膵癌は治療成績は向上しつつあるが，予後は悪い 消化器癌の中では最も治療成績が悪い疾患である 膵癌は特有の初期症状がなく，早期膵癌の発見率は5％以下である

図6 膵臓の部位名

膵頭　膵体　膵尾

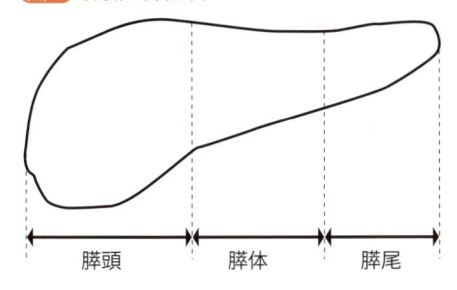

図7 膵臓の組織

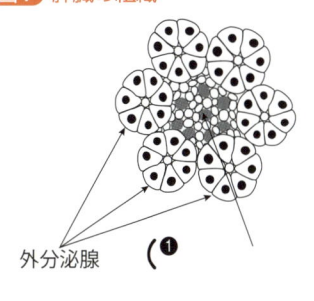

外分泌腺　(❶　　　　　　)

表5 ランゲルハンス島から分泌されるホルモン

分泌細胞	ホルモン名	作用
A細胞（α細胞）	(❷　　　　　　)	血糖上昇
B細胞（β細胞）	(❸　　　　　　)	血糖値低下
D細胞（δ細胞）	(❹　　　　　　)	インスリン，グルカゴンの分泌抑制

図8 膵頭部癌の進行

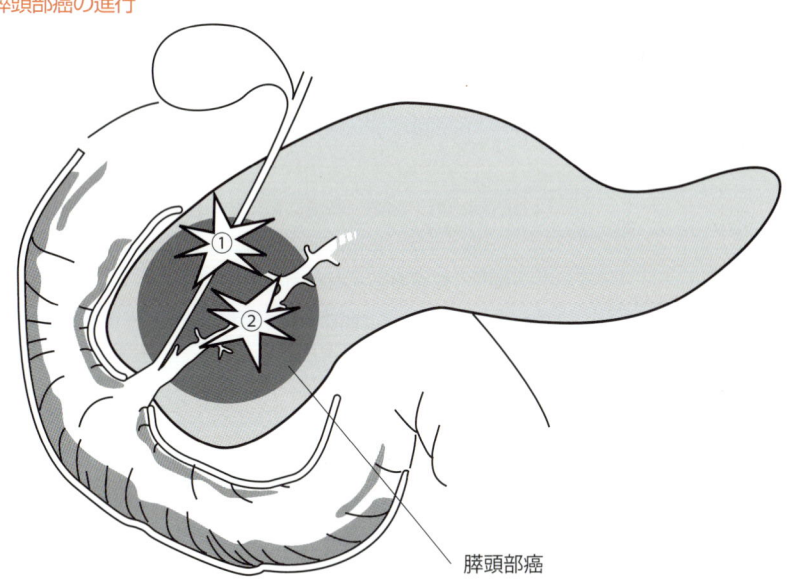

膵頭部癌

①	胆管の閉塞→(❺　　　　　　　　　　　)
②	膵管の閉塞→(❻　　　　　　　　　　　)

11 脳・神経疾患

●脳の構造

脳の大まかな構成は？	大脳, (❶　　　　)(間脳, 中脳, 橋, (❷　　　　)), 小脳から成る(図1参照)
大脳の構成は？	大脳は, 側面から見たときは4部に分かれている(図2参照) このうち, 前頭葉と頭頂葉は中心溝で分けられ, 前頭葉と側頭葉は外側溝で分けられる 左右の大脳半球は(❸　　　　)でつながっている
間脳の構造と機能は？	脳幹の中で第三脳室を囲む部分で, 視床と(❹　　　　)から成る 意識, 感覚, 感情, 体温中枢, 代謝などの中枢が存在する
中脳の構造と機能は？	管状で, 間脳, 橋および延髄とともに脳幹を形成する 大脳皮質からの運動路や感覚路の通り道である大脳脚が通っている
橋の構造と機能は？	延髄と中脳の間で, 小脳のすぐ前にある. 横に走っている神経線維は小脳脚から出発し, 2つの小脳半球を結びつけている. 縦に走る入りくんだ神経線維系は, 延髄と大脳半球とを連絡している
延髄の構造と機能は？	脳幹の最下部で, 脊髄に移行する部分である. 脊髄より太い 延髄は生命の維持に重要な役割をもつ中枢がある 特に, 呼吸運動を自律的に調節する(❺　　　　)は重要で, この部位に障害が起こると呼吸が停止する また, 血液の性状の変化に応じて血管を収縮, 拡張させる(❻　　　　)もある
小脳の構造と機能は？	左右の小脳半球と虫部から成る 小脳の皮質の各部は, (❼　　　　)の筋肉群の筋肉運動と筋緊張を調節し, 運動の調整や, 体の平衡を維持している. つまづいたとき, 倒れないようにする反射は小脳が働いている

錐体路

錐体路とは？	大脳皮質(❽　　　　)から出るニューロンのうち, 視床とレンズ核の間の(❾　　　　)を通り, (❿　　　　)を通過するものを錐体路という(図3参照). 大部分の神経線維は交叉(⓫　　　　)し脊髄側索を下降し, 筋肉に随意運動の指令を伝える. 脳出血, 脳軟化などの脳血管障害は(⓬　　　　)に好発するので, 錐体路は重要である. 脳血管障害が起きた場合は, 反対側の筋肉に麻痺が生じるのはこのためである

110

図1 脳の構造1

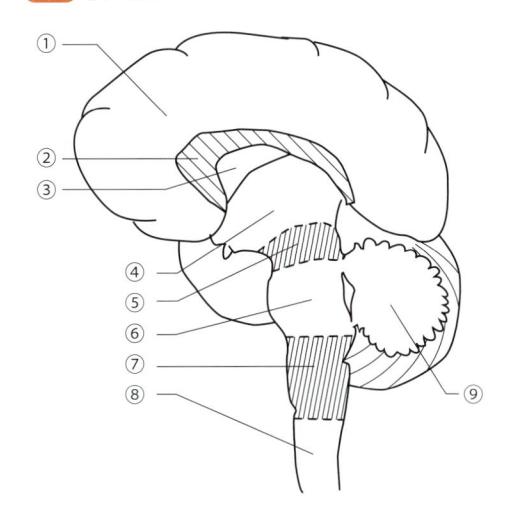

①	大脳
②	(❶)
③	(❷)
④	(❸)
⑤	(❹)
⑥	(❺)
⑦	(❻)
⑧	(❼)
⑨	(❽)

図2 脳の構造2

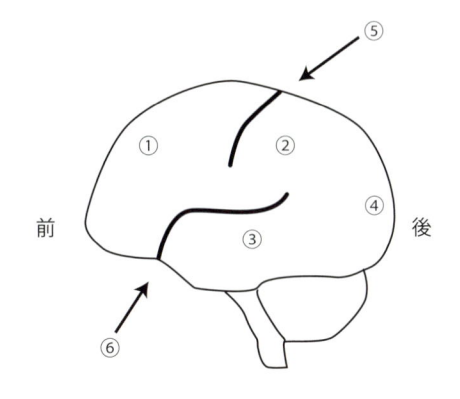

①	前頭葉
②	頭頂葉
③	側頭葉
④	後頭葉
⑤	(❾)(ローランド溝)
⑥	(❿)(シルビウス溝)

図3 錐体路の説明

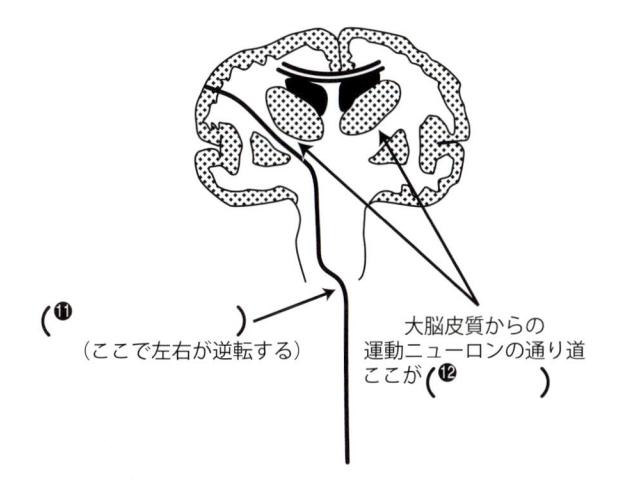

(⓫   )
（ここで左右が逆転する）

大脳皮質からの運動ニューロンの通り道
ここが(⓬   )

脳血管障害

脳卒中

脳卒中とは？	脳血管障害によって急激に意識障害に陥り，運動障害や言語障害を伴う病態をいう 原因別に大きく，（❶　　　），（❷　　　），（❸　　　）に分類される．これに，一過性脳虚血発作を含めることもある（図4参照）

一過性脳虚血発作

どのような疾患か？	脳血管障害により，突然片麻痺，言語障害などの症状が現れ，24時間以内（通常，数分から数10分）の間に回復する発作をいう．回復するといっても，（❹　　　）の前兆であり，十分な注意が必要である

脳出血

原因は？	ほとんどが（❺　　　）による高血圧性脳出血である（図5参照）
分類は？	脳内出血と脳室内出血に分けられる
好発部位は？	（❻　　　）付近に発生することが多く，反対側に片麻痺を生じる
症状は？	多くは，激しい頭痛，嘔吐，けいれんなどで突然発病し，急速に進行して意識障害に陥る．重症の場合は昏睡のまま死亡する 一般には徐々に回復し，麻痺は一部に限局する．場合によっては感覚障害，（❼　　　），（❽　　　）などを残す かつては，脳溢血（のういっけつ）ともいわれた

脳梗塞

どのような状態か？	脳の血液循環路の一部がなんらかの理由で途絶して，脳の実質組織の一部が壊死に陥った状態である．（❾　　　）ともいわれる（図6参照）
原因は？	血行の途絶する原因としては，（❿　　　）と（⓫　　　）がある
脳塞栓の特色は？	脳塞栓は，（⓬　　　），心臓弁膜症や大動脈瘤で生じた血栓の一部が脳動脈に流れてきて血流を遮断するため発生する．脳の動脈硬化は関係がないので，（⓭　　　）にも起こる
脳血栓の特色は？	脳血栓は，老人に多く，（⓮　　　）などに起因し，血管内腔が狭くなり，閉塞して起こる
予後は？	脳梗塞は脳出血のように病気そのものが死因となることは少なく，合併症による死亡が多い

クモ膜下出血

どのような状態か？	頭蓋は表面より，頭蓋骨，(❶　　　　)，(❷　　　　)，(❸　　　　)，大脳皮質となっており，クモ膜下出血は，このクモ膜と(❹　　　　)の間に出血したものである(図7参照) 症状は出血の程度によって異なるが，多くは突然激しい頭痛，嘔気，嘔吐，項部(くびのうしろ，うなじ)強直が起こり，意識障害を伴い，昏睡のまま死亡することもある
原因は？	(❺　　　　)の破裂が70〜80％と多く，その他(❻　　　　)の破裂もある
診断は？	診断は腰椎穿刺による(❼　　　　)の証明，またはCTスキャンで確定する

図4 脳卒中の分類

```
            脳卒中
           ／    ＼
    一過性脳虚血発作  完成型
                ／  ｜  ＼
             脳梗塞 脳出血 (❽        )
```

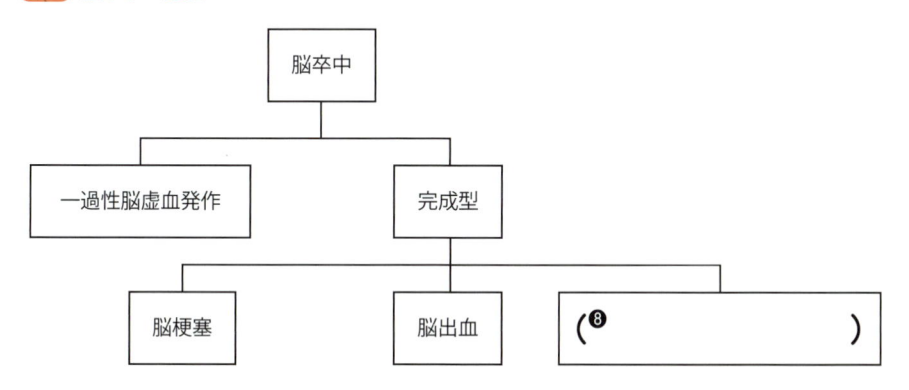

図5 脳出血（脳内出血）

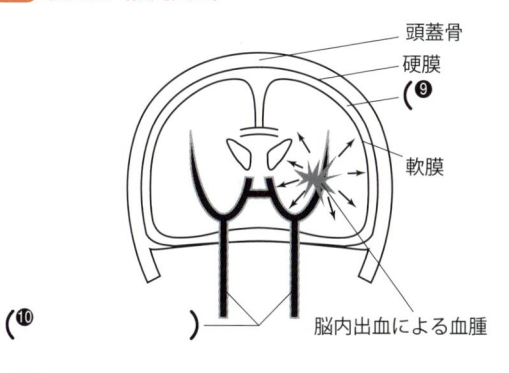

頭蓋骨
硬膜
(❾　　　)
軟膜
脳内出血による血腫

(❿　　　)

図6 脳梗塞

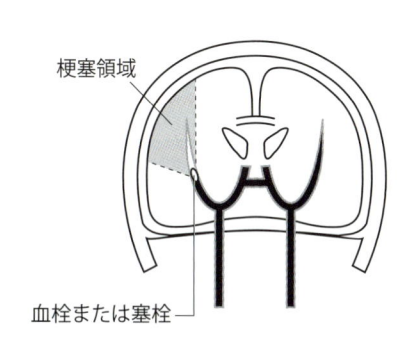

梗塞領域

血栓または塞栓

図7 クモ膜下出血

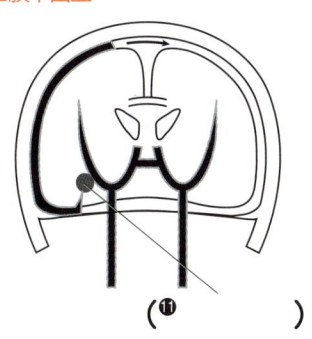

図5から図7で，∪−∪となっている部分は脳底動脈をモデル化したものである．

(⓫　　　)

11 脳・神経疾患

変性疾患

変性疾患とは？	原因が不明で，ある領域の神経細胞集団が生理的老化を超えて進行性に脱落するもので，家族性，亜急性，慢性のものがある 代表例として，パーキンソン病，アルツハイマー病，筋萎縮側索硬化症がある

パーキンソン病

疫学は？	50～60歳代に好発する．40歳代以下で発症する「若年性パーキンソン病」もある．脳炎や脳動脈硬化に併発する続発性のものもある
原因は？	中脳の（❶　　　　）にあるドーパミン作動性神経細胞が変性することにより，神経終末のある線条体で（❷　　　　　　　）が不足するため
どのような症状か？	1.（❸　　　　　　　）…静止時に出現する振戦（震え）のこと．特に親指と示指で丸薬を丸めるような（❹　　　　　　）(pill-rolling movement)といわれる，特徴的な振戦がみられる 2.（❺　　　　　）…四肢の筋肉が強直 3. 動作緩慢・（❻　　　　）…随意運動の際，動作が遅い 4. 姿勢反射障害 5.（❼　　　　　　）…瞬目（まばたき）が少なく，顔貌（顔つき）に表情がない 残存する神経細胞に（❽　　　　　　　）がみられるのが，パーキンソン病の特徴である
治療は？	ドーパミンの前駆物質（ドーパミンになる前段階の物質）である（❾　　　　　　　）を投与する

アルツハイマー病

どのような症状か？	老人性認知症の一種．初老期（40～50歳代）に発病し， 1. 記憶力の減退を中心とした認知症の症状が徐々に進行（（❿　　　　）） 2. 失見当識，失語，徘徊，幻覚・妄想が進行（（⓫　　　　）） 3. 高度の認知症と失禁，全身障害が著明（（⓬　　　　））
病理変化は？	1.（⓭　　　　　）…アミロイド（βタンパク）の沈着 2. 神経細胞消失 3. アルツハイマー（⓮　　　　　　　）…残存している神経細胞に生じる変化
原因は？	まだ，原因は不明であるが，脳に蓄積する（⓯　　　　　　　）が脳神経を窒息させるのではないかいう説が有力である．その他，アルミニウムが神経原線維の変性に関わっているという説や，染色体異常，免疫異常などがある

114

| 老人性認知症の分類は？ | 老人の認知症は，大きく分けてアルツハイマー型と（❶　　　　　　）の2つがある |

筋萎縮性側索硬化症

疫学は？	随意運動神経系のみが選択的に侵される（❷　　　　　　　　　）の代表的疾患である．男性にやや多く，中年以降に発症する．予後不良である
運動ニューロンはどのような仕組みになっているか？	運動ニューロンの構成を知ることは，この疾患の症状と病理を理解するのに重要である 1.　一次運動ニューロン…大脳皮質から（❸　　　　　　　　）まで 2.　二次運動ニューロン…脊髄前角から（❹　　　　　　　　）まで
どのような症状か？	一次運動ニューロン障害の場合： 1.（❺　　　　　　　　）亢進　2.（❻　　　　　　　　）反射など病的反射出現　3. 舌の萎縮，構語・嚥下および呼吸障害などの（❼　　　　　　　　）（舌・咽頭・喉頭の麻痺）症状が出現 二次運動ニューロン障害の場合： 1. 四肢の（❽　　　　　　　）　2. 筋線維束性攣縮　3. 小手筋の筋力低下　4. 感覚障害はみられない

●脱髄疾患

| 脱髄疾患とは？ | 神経細胞の軸索を包む（❾　　　　　）が変性・脱落する病的状態を脱髄といい，これによって起こる疾患の総称を脱髄疾患という．多くの疾患があるが，ここでは多発性硬化症とギラン・バレー症候群を取り上げる |

多発性硬化症

| どのような疾患か？ | （❿　　　　　　　）の脱髄疾患の代表例
好発部位は，側脳室周囲，視神経，脳幹，脊髄の（⓫　　　　）で，つぎつぎと場所を変えて起こる
病理組織学的には，髄鞘は破壊（⓬　　　　　　　）が，軸索，神経細胞は破壊（⓭　　　　　　）
視力障害が初発症状のことが多い |

ギラン・バレー症候群

| どのような疾患か？ | （⓮　　　　　　　）の脱髄疾患の代表例
脳脊髄液の（⓯　　　　　　　　　　）（細胞数正常，タンパク上昇）が特徴
前駆症状として（⓰　　　　　　　），下痢・腹痛などの胃腸症状が出る
その後2〜3週間して，下肢から弛緩性運動麻痺が次第に上行する．末梢神経に対する（⓱　　　　　　　　）（抗ガングリオシド抗体）が関与すると考えられている |

脳腫瘍

脳腫瘍はどのようなものか？	頭蓋内腫瘍の総称であり，脳実質に原発する腫瘍と，脳膜，血管，神経から発生する頭蓋内の腫瘍や腫瘤が含まれる．大まかな分類は表1のとおり
転移性脳腫瘍を発生しやすい癌は何か？	(❶　　　)，(❷　　　)，(❸　　　　　　)は脳に転移することが多い
原発性脳腫瘍にはどのようなものがあるか？	脳内にはさまざまな種類の細胞があり，それが腫瘍の発生母地となるので，病理学的には細かな分類がある 発生頻度からみると，4種類で全体の約80％を占めている（図8参照） ここではそのうち以下の3種類を取り上げる

神経膠腫

どのような疾患か？	脳実質の神経膠細胞から発生する腫瘍の総称で，原発性脳腫瘍の中で約(❹　　)％と最も頻度が高い 脳実質の中に浸潤して発育することが多く，そのため脳実質との境界が(❺　　　　)で，手術で全摘出するのが困難である．発生部位によっても予後が左右される 神経膠腫は組織学的にさらに詳しい分類があるが，ここでは3種類を表2にあげる（表2参照）

髄膜腫

どのような疾患か？	成人の脳腫瘍中最も多い良性腫瘍で，原発性脳腫瘍の約26％を占める．30〜50歳代の(❻　　　　)に多い (❼　　　　　　)のクモ膜絨毛細胞から発生する そのため，大脳表面に発生し，脳を外側から圧迫して発育する．脳実質との境界は常に(❽　　　　)なのが特徴で，神経膠腫とは対照的である 髄芽腫と混同しないように注意すること!!

神経鞘腫

どのような疾患か？	末梢神経を包む(❾　　　　　　　　)から発生する腫瘍 神経鞘内に発生するため，神経外膜から成る被膜で囲まれている．20〜50歳に好発し，良性である．細胞は核の柵状配列を示すもののほか，細胞と線維の渦巻状の配列が特徴である 内耳道内の(❿　　　　　　)から発生する神経鞘腫は(⓫　　　　　　)といわれ，聴神経が侵されるので突発性の(⓬　　　　)が発生する

表1 脳腫瘍の分類

```
                           わが国での割合
          ┌ 原発性脳腫瘍 …約（❶    ）％
脳腫瘍    ┤
（頭蓋内腫瘍）│
          └ 転移性脳腫瘍 …約（❷    ）％
```

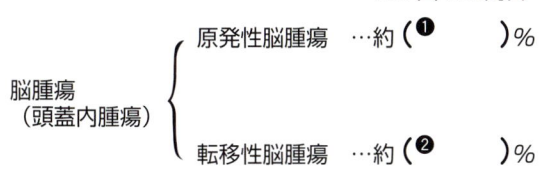

図8 原発性脳腫瘍の発生頻度

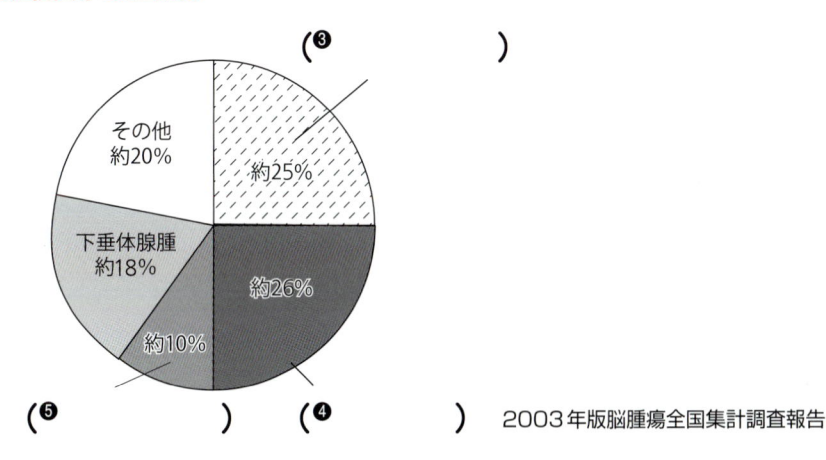

(❸   ) 約25%
その他 約20%
約26%
下垂体腺腫 約18%
約10%
(❺   ) (❹   )

2003年版脳腫瘍全国集計調査報告

表2 原発性脳腫瘍の例と特色

腫瘍名	特色
星状細胞腫 astrocytoma	神経膠腫の一種で，全神経膠腫の約30％を占める 成人では（❻　　　　　）に，小児では（❼　　　　）に好発する
多形性膠芽細胞腫 （膠芽腫） glioblastoma multiforme	神経膠腫の一種で，全神経膠腫の約37％を占める 成人の大脳半球に好発し，脳腫瘍中，最も（❽　　　　）が高い
髄芽細胞腫（髄芽腫） medulloblastoma	原発性脳腫瘍の約1％を占める （❾　　）の小脳に好発する 小児脳腫瘍の約（❿　　）％を占める

覚え方のヒント！ 小児脳腫瘍と成人脳腫瘍の発生部位の違い
小脳天幕（テント）の上下に分けてみたとき，小脳天幕より上にできる腫瘍（天幕上腫瘍）は成人に多く，小脳天幕より下にできる腫瘍（天幕下腫瘍）は小児に多い

11　脳・神経疾患

解答

1 病理病態論

P.8……❶構造 ❷物質 ❸可逆的 ❹糖原変性 ❺糖原 ❻糖原病 ❼脂肪肝 ❽脂肪変性 ❾アルコール ❿混濁腫脹 ⓫硝子滴 ⓬タンパク尿 ⓭ネフローゼ症候群 ⓮空胞変性 ⓯水分 ⓰粘液 ⓱硝子 ⓲アミロイド ⓳アミロイドーシス
❶・❷順不同

P.9……❶存在しない ❷異栄養性石灰化 ❸120 ❹ヘモグロビン ❺ヘモジデリン ❻ヘモジデローシス ❼微量金属 ❽レンズ核 ❾Wilson(ウィルソン)病 ❿色素性母斑 ⓫ほくろ ⓬メラノーマ ⓭ヘモグロビン ⓮ビリルビン ⓯胆汁 ⓰黄疸

P.10……❶不可逆的 ❷凝固 ❸乾酪(かんらく) ❹チーズ状(様) ❺融解 ❻壊疽(えそ) ❼糖尿病 ❽自発的 ❾水かき ❿受動的 ⓫集団 ⓬単独

P.11……❶正常 ❷大きさ ❸細胞数 ❹低形成 ❺数的 ❻単純 ❼老人性 ❽生理的 ❾無為 ❿圧迫 ⓫神経性 ⓬脊髄前角細胞 ⓭飢餓

P.12……❶大きさ ❷増えない ❸心肥大 ❹数 ❺乳腺症 ❻前立腺肥大 ❼同一 ❽異所性 ❾扁平上皮 ❿気管支粘膜 ⓫腸上皮 ⓬胃 ⓭小腸 ⓮アポクリン ⓯乳腺症
❺・❻順不同

P.13……❶作業性 ❷代償性 ❸肥大 ❹過形成 ❺中枢神経 ❻心筋 ❼末梢神経 ❽ない
❺・❻順不同

P.14……❶防御反応 ❷発赤 ❸腫脹 ❹発熱 ❺疼痛 ❻機能障害 ❼好中球 ❽リンパ球 ❾滲出液 ❿好中球 ⓫6カ月 ⓬リンパ球

P.15……❶熱傷 ❷漿液性 ❸血清 ❹カタル性炎 ❺線維素性 ❻フィブリン ❼ジフテリア ❽急性虫垂炎 ❾壊疽性 ❿肉芽腫性炎 ⓫結核 ⓬梅毒 ⓭らい ⓮肉芽腫 ⓯乾酪壊死 ⓰ランゲルハンス型巨細胞 ⓱類上皮細胞 ⓲馬蹄形
⓫〜⓭順不同

P.16……❶過剰 ❷クームス ❸過敏反応 ❹非自己 ❺タンパク質 ❻溶菌 ❼溶血
❻・❼順不同

P.17……❶アナフィラキシー型 ❷細胞傷害型 ❸免疫複合体型 ❹遅延型 ❺蕁麻疹(じんましん) ❻ペニシリンショック ❼不適合輸血 ❽糸球体腎炎 ❾ツベ

ルクリン反応 ❿結核 ⓫IgE
⓬T細胞 ⓭あり ⓮あり ⓯ヒスタミン ⓰セロトニン
❺・❻，⓯・⓰順不同

P.18……❶充血 ❷虚血 ❸うっ血 ❹赤血球 ❺1/3 ❻側副循環 ❼迂回 ❽食道静脈瘤 ❾血栓 ❿塞栓 ⓫梗塞（こうそく） ⓬終動脈 ⓭梗塞 ⓮心臓 ⓯肺 ⓰腎臓
⓮～⓰順不同

P.19……❶消化管 ❷肺 ❸気管支 ❹便 ❺血腫 ❻吻合枝 ❼側副路 ❽閉塞
❷・❸順不同

P.20……❶間質液 ❷むくみ ❸細胞間隙 ❹体腔 ❺胸水 ❻腹水 ❼心嚢水 ❽水頭症 ❾タンパク質 ❿5 ⓫2.3

P.21……❶リンパ管 ❷組織液 ❸毛細血管 ❹静脈角 ❺リンパ管 ❻郭清（かくせい） ❼フィラリア ❽透過性 ❾うっ血性 ❿心不全 ⓫神経性 ⓬膠質浸透圧 ⓭腎性 ⓮悪液質性 ⓯ナトリウムイオン

P.22……❶自律的 ❷悪性 ❸良性 ❹高い ❺浸潤性 ❻速い ❼多い ❽ある ❾がん ❿癌腫 ⓫肉腫 ⓬癌腫

P.23……❶膨張 ❷浸潤 ❸ポリープ状 ❹乳頭状 ❺噴火口状 ❻結節状 ❼上皮 ❽骨 ❾筋肉 ❿血液

❽～❿順不同

P.24……❶乳頭 ❷腺 ❸癌腫 ❹胞巣 ❺実質 ❻胞巣 ❼癌腫 ❽肉腫

P.25……❶胞巣 ❷癌腫 ❸肉腫 ❹扁平上皮 ❺腺 ❻移行上皮 ❼未分化 ❽骨肉腫 ❾骨髄性白血病 ❿多発性骨髄腫 ⓫悪性リンパ腫 ⓬リンパ性白血病
❾・❿，⓫・⓬順不同

P.26……❶副腎髄質 ❷後腎芽組織 ❸腹部腫瘍 ❹リンパ性 ❺リンパ行性 ❻左鎖骨上窩 ❼ウィルヒョウ ❽血行性 ❾播種性 ❿癌性腹膜炎 ⓫肺 ⓬肝臓
⓫・⓬順不同

P.27……❶腺癌 ❷扁平上皮癌 ❸小細胞癌 ❹大細胞癌 ❺肝細胞癌 ❻移行上皮癌 ❼乳管癌 ❽HCV ❾肝硬変 ❿ヘリコバクター・ピロリ ⓫萎縮性胃炎 ⓬大腸ポリポーシス ⓭急性白血病 ⓮神経芽腫 ⓯悪性リンパ腫 ⓰網膜芽腫
❶～❹順不同

P.28……❶対光 ❷4mm ❸平坦脳波 ❹原疾患

P.29……❶脳幹 ❷動いている ❸動いている ❹人工呼吸器 ❺ある ❻全脳死 ❼脳幹死

P.30……❶肉芽（にくげ）組織 ❷毛細血管 ❸線維芽 ❹少量 ❺大量 ❻瘢痕 ❼肉芽組織

P.31……❶ヘマトキシリン・エオジン

P. 36……❶急性循環不全 ❷循環血液量減少性 ❸出血 ❹心原性 ❺心筋梗塞 ❻閉塞性 ❼心タンポナーデ ❽血液分布異常性 ❾IgE ❿I

❷生検 ❸パパニコロー ❹細胞診 ❺系統 ❻病理 ❼病死 ❽司法 ❾行政 ❿監察医 ⓫遺族 ⓬死体解剖保存法 ⓭司法 ⓮行政

P. 32……❶がいそう ❷とけつ ❸かくたん ❹だえき ❺りゅうるい ❻けっしん ❼ゆうぜい ❽けいがん ❾げんうん ❿じょくそう ⓫めんぽう ⓬とうつう ⓭けんたい ⓮かひ ⓯そうよう ⓰おかん ⓱きつぎゃく ⓲させい ⓳さっかしょう ⓴しんせん ㉑とうかん ㉒えんげ ㉓おうと ㉔おうき ㉕るいそう ㉖りゅうぜん ㉗うし ㉘ふくぶぼうまん ㉙しゅちょう ㉚ふしゅ

P. 33……❶臀部 ❷腋窩 ❸rubella ❹mumps ❺measles ❻benign ❼malignant ❽acute ❾subacute ❿chronic ⓫anamnesis ⓬prognosis

2 循環器疾患

P. 34……❶同時 ❷同時 ❸刺激伝導系 ❹洞房結節 ❺心筋線維 ❻冠動脈 ❼洞房結節 ❽ヒス束 ❾プルキニエ線維 ❿心房 ⓫心室 ⓬虚血性心疾患

P. 35……❶大動脈弁 ❷肺動脈弁 ❸三尖弁 ❹腱索 ❺乳頭筋 ❻僧帽弁 ❼P ❽Q ❾R ❿S ⓫T

P. 37……❶8 ❷30 ❸輸血 ❹輸液
❸・❹順不同

P. 38……❶なし ❷右室 ❸卵円孔 ❹ボタロー管 ❺あり ❻心室中隔欠損 ❼右室肥大 ❽大動脈右方偏位（大動脈騎乗）❾肺動脈狭窄 ❿肺高血圧症 ⓫両心室 ⓬A群β型溶血性連鎖球菌 ⓭リウマチ熱 ⓮共通抗原性
❻～❾順不同

P. 39……❶三尖弁 ❷大動脈弁 ❸僧帽弁 ❹2 ❺肺動脈弁 ❻a→d→c→b ❼30～40 ❽溶連菌 ❾狭窄 ❿閉鎖不全 ⓫僧帽弁
❾・❿順不同

P. 40……❶容積 ❷太く ❸圧負荷 ❹肥厚 ❺縮小 ❻高血圧 ❼肺高血圧 ❽肺性心 ❾拡張 ❿求心性 ⓫拡張性

P. 41……❶angina pectoris ❷一過性 ❸労作 ❹安静 ❺異型 ❻ST低下 ❼ST上昇 ❽ニトログリセリン ❾myocardial infraction ❿壊死 ⓫CPK ⓬ST上昇 ⓭無効

P. 42……❶内膜 ❷アテローム ❸メンケベルグ ❹腎 ❺硝子変性

❻バージャー病　❼男性　❽喫煙　❾下肢　❿女性

P.43……❶平滑筋　❷弾性線維　❸内皮細胞　❹中膜　❺アテローム　❻石灰化　❼潰瘍

P.44……❶全層　❷偽膜　❸解離性動脈瘤　❹腹部　❺胸部　❻140　❼90　❽本態性高血圧症　❾二次性高血圧症　❿不明　⓫90　⓬明らか　⓭腎臓　⓮副腎　❽・❾順不同

P.45……❶真性動脈瘤　❷仮性動脈瘤　❸解離性動脈瘤　❹高血圧　❺正常血圧　❻正常血圧　❼高血圧　❽若年者　❾糸球体腎炎　❿クッシング症候群

3　呼吸器疾患

P.46……❶縦隔　❷胸水　❸肺門　❹2　❺3　❻終末細気管支　❼肺胞管　❽20　❾円柱上皮　❿線毛円柱上皮　⓫存在しない　⓬扁平上皮化生　⓭Ⅰ型　⓮ガス交換　⓯Ⅱ型　⓰サーファクタント　⓱灰色　⓲大気汚染

P.47……❶気管　❷気管支　❸気管支　❹胸膜腔　❺心嚢　❻食道　❼大動脈　❽呼吸細気管支　❾肺胞嚢　❿細葉

P.48……❶気管支　❷巣状　❸好中球　❹大葉性　❺肺炎球菌　❻肺葉　❼線維素　❽肺胞中隔　❾抗癌剤　❿特発性間質性肺炎　⓫ハンマン・リッチ　⓬間質性肺炎　⓭核内封入体　⓮中間的　⓯4

❻ペニシリン　❼異型肺炎　❽寒冷凝集素価　❾原虫　❿エイズ

P.49……❶線維素　❷好中球　❸肺胞中隔

P.50……❶正常　❷減少　❸粘液腺　❹Ⅰ型　❺含気量　❻ブラ　❼肺性心　❽ブラ

P.51……❶換気　❷減少　❸正常　❹線維化　❺チアノーゼ　❻肺性心　❼アスベスト　❽胸膜中皮腫　❾肺高血圧症

P.52……❶コッホ　❷ツベルクリン検査　❸BCG　❹遅延型　❺Ⅳ型　❻BCGワクチン　❼結核結節　❽乾酪壊死　❾類上皮細胞　❿ラングハンス型巨細胞　⓫特異（殊）性炎　⓬初感染　⓭肺　⓮逆性石けん　⓯死滅しない　⓰初感染巣　⓱初期変化群　⓲陽性　⓳管内性　⓴粟粒結核

P.53……❶チール・ニールセン染色　❷ガフキー号数　❸2〜3週　❹リンパ球　❺類上皮細胞　❻ラングハンス型巨細胞　❼乾酪壊死

P.54……❶1位　❷喫煙　❸400以上　❹腺癌　❺肺野型　❻扁平上皮癌　❼肺門型　❽小細胞癌　❾小細胞癌　❿ACTH　⓫肺尖部　⓬ホルネル症候群

P.55……❶肺門型　❷肺野型　❸肺門型　❹肺野型　❺不良　❻最も不良　❼男性　❽女性　❾強い　❿肺門型　⓫肺野型

4 消化器疾患

P.56……❶横隔膜 ❷噴門部 ❸胃底部 ❹幽門前庭部 ❺幽門部 ❻大彎 ❼小彎 ❽胃底部 ❾胃体部 ❿小窩（しょうか） ⓫ペプシン ⓬塩酸 ⓭粘液 ⓮ガストリン ⓯平滑筋 ⓰厚く ⓱逆流

P.57……❶小窩 ❷副細胞 ❸傍細胞 ❹主細胞 ❺小窩 ❻G細胞 ❼副細胞 ❽ガストリン ❾固有胃粘膜 ❿腸上皮化生

P.58……❶好中球 ❷AGML ❸萎縮 ❹ヘリコバクター・ピロリ ❺アンモニア ❻組織欠損 ❼びらん ❽消化性 ❾防御因子 ❿攻撃因子 ⓫ペプシン ⓬胃酸 ⓭ヘリコバクター・ピロリ ❾・❿，⓫・⓬順不同

P.59……❶心窩部（しんかぶ）痛 ❷H₂ブロッカー ❸プロトンポンプ阻害薬 ❹粘膜固有層 ❺粘膜筋板 ❻固有筋層 ❼びらん ❽UⅠⅡ ❾UⅠⅢ ❿UⅠⅣ ⓫コーヒー残渣様 ⓬食道静脈瘤 ⓭黒色 ⓮タール便 ⓯胃・十二指腸潰瘍 ⓰鮮血 ⓱血便 ⓲直腸癌 ⓳気管支 ⓴鮮紅色 ㉑泡

P.60……❶ヘリコバクター・ピロリ ❷ない ❸胃粘膜 ❹胃粘膜下層 ❺固有筋層 ❻ボールマン ❼肝臓 ❽腹膜播種 ❾ない ❿左鎖骨上窩リンパ節 ⓫卵巣 ⓬ダグラス窩

P.61……❶前庭部小彎側 ❷腺癌 ❸高齢者 ❹腸上皮化生 ❺血行性転移 ❻ない ❼印環細胞癌 ❽硬癌 ❾若年者 ❿女性 ⓫胃固有粘膜 ⓬リンパ行性転移 ⓭しやすい ⓮印環細胞癌 ⓯粘膜筋板 ⓰固有筋層 ⓱漿膜 ⓲1型 ⓳腫瘤型 ⓴2型 ㉑潰瘍限局型 ㉒3型 ㉓潰瘍浸潤型 ㉔4型 ㉕びまん浸潤型 ❾・❿順不同

P.62……❶輪状ヒダ ❷絨毛 ❸乳び管 ❹毛細血管 ❺腸陰窩 ❻パイエル板 ❼回腸 ❽輪状ヒダ ❾絨毛 ❿腸陰窩 ⓫パイエル板

P.63……❶半月ヒダ ❷結腸ヒモ ❸回盲部 ❹回盲弁 ❺肛門括約筋 ❻虫垂 ❼盲腸 ❽上行結腸 ❾横行結腸 ❿下行結腸 ⓫S状結腸 ⓬直腸 ⓭結腸ヒモ ⓮半月ヒダ ⓯半月ヒダ

P.64……❶慢性潰瘍性肉芽腫性炎症 ❷小腸 ❸回腸末端部 ❹男性 ❺裂溝（れっこう） ❻瘻孔（ろうこう） ❼縦走潰瘍 ❽敷石状外観 ❾慢性潰瘍性炎症 ❿上行 ⓫粘血便 ⓬下痢 ⓭回盲部 ⓮輪状潰瘍 ⓯縦走潰瘍 ⓰敷石状外観 ⓱輪状潰瘍 ❼・❽，⓫・⓬順不同

P.65……❶赤痢菌 ❷経口 ❸3類 ❹偽膜性炎 ❺疫痢（えきり）

❻赤痢アメーバ ❼粘血便 ❽肝膿瘍 ❾大腸 ❿直腸癌 ⓫S状結腸癌 ⓬腺癌 ⓭デュークス分類 ⓮下血 ⓯細く ⓰便潜血検査 ⓱直腸指診 ⓲固有筋層 ⓳A ⓴B ㉑C ㉒リンパ節転移

5　肝疾患

P. 66……❶横隔膜 ❷方形葉 ❸尾状葉 ❹肝門 ❺肝小葉 ❻グリソン鞘 ❼中心静脈 ❽肝細胞索 ❾類洞 ❿クッパー星細胞 ⓫ディッセ腔 ⓬2つ ⓭肝動脈 ⓮固有肝動脈 ⓯門脈 ⓰上腸間膜静脈 ⓱類洞 ⓲中心静脈 ⓳肝静脈 ⓴総肝管 ㉑総胆管

P. 67……❶総肝管 ❷総胆管 ❸門脈 ❹固有肝動脈 ❺肝門 ❻方形葉 ❼尾状葉 ❽下大静脈 ❾大動脈 ❿上腸間膜静脈 ⓫小葉間動脈 ⓬小葉間静脈 ⓭小葉間胆管 ⓮中心静脈 ⓯肝細胞索 ⓰グリソン鞘 ⓱肝動脈 ⓲門脈 ⓳毛細胆管 ⓴肝細胞索 ㉑類洞 ㉒ディッセ腔 ㉓クッパー星細胞 ㉔肝静脈 ㉕下大静脈 ㉖総肝管 ㉗総胆管

P. 68……❶1.4 ❷グリコーゲン ❸アルブミン ❹プロトロンビン ❺ヘパリン ❻コレステロール ❼クッパー星細胞 ❽ビリルビン ❾薬疹 ❿門脈圧亢進症

P. 69……❶食道静脈 ❷食道静脈瘤 ❸脾腫 ❹脾静脈 ❺直腸静脈叢 ❻痔静脈瘤 ❼メドゥサの頭 ❽傍臍静脈 ❾門脈 ❿食道静脈瘤 ⓫メドゥサの頭 ⓬痔静脈瘤

P. 70……❶ウイルス性肝炎 ❷黄疸 ❸6カ月 ❹グリソン鞘 ❺肝細胞壊死 ❻血中アンモニア ❼肝性昏睡 ❽肝性脳症 ❾播種性血管内凝固症候群 ❿70

P. 71……❶飲酒 ❷マロリー小体 ❸脂肪肝 ❹禁酒 ❺ヘモグロビン ❻ビリルビン ❼溶血性 ❽異型輸血 ❾Rh（－） ❿Rh（＋） ⓫交換輸血 ⓬肝細胞性 ⓭閉塞性 ⓮生理的

P. 72……❶生 ❷経口感染 ❸DNA ❹血液 ❺唾液 ❻精液 ❼血清肝炎 ❽キャリア ❾HBs ❿HBc ⓫HBe ⓬血液 ⓭慢性肝炎 ⓮肝硬変 ⓯肝癌 ⓰インターフェロン ⓱治癒しない

❹〜❻, ❾〜⓫, ⓮・⓯順不同

P. 73……❶治癒 ❷継続 ❸感染 ❹治癒 ❺感染力 ❻恐れあり ❼恐れ低い

P. 74……❶線維化 ❷C型 ❸手掌紅斑 ❹クモ状血管腫 ❺女性化乳房 ❻側副循環 ❼メドゥサの頭 ❽食道静脈瘤 ❾門脈圧亢進症 ❿varix ⓫大出血

P. 75……❶原発性肝癌 ❷転移性肝癌 ❸hepatoma ❹肝細胞 ❺C型

❻AFP　❼cholangioma　❽細胆管細胞　❾CA19-9

6　腎疾患

P.76……❶後腹膜　❷腎門　❸腎動脈　❹腎静脈　❺尿管　❻腎錐体　❼腎乳頭　❽腎盤　❾糸球体　❿ボウマン嚢　⓫腎小体　⓬尿細管　⓭ネフロン　⓮約100万　⓯糸球体　⓰ボウマン嚢　⓱原尿　⓲近位尿細管　⓳ヘンレ係蹄　⓴遠位尿細管　㉑再吸収
❹・❺，⓯・⓰，⓲～⓴順不同

P.77……❶腎動脈　❷腎静脈　❸尿管　❹腎盤　❺皮質　❻腎錐体　❼腎乳頭　❽腎杯　❾ボウマン嚢　❿糸球体　⓫輸出細動脈　⓬輸入細動脈　⓭遠位尿細管　⓮近位尿細管　⓯ヘンレ係蹄　⓰集合管

P.78……❶原尿　❷再吸収　❸99　❹Fishberg　❺比重の低い　❻大量　❼比重の高い　❽少し

P.79……❶酵素　❷レニン・アンギオテンシン・アルドステロン　❸赤血球　❹腎性貧血　❺腎臓　❻水素イオン濃度　❼7.4　❽アシドーシス　❾アルカローシス　❿動脈血　⓫7.4±0.05　⓬7.4±0.5

P.80……❶急性糸球体腎炎　❷溶血性連鎖球菌　❸上気道感染　❹免疫複合体　❺小児　❻高血圧　❼動脈硬化　❽本態性高血圧　❾悪性高血圧　❿50歳前後　⓫若年者

⓬シュウ酸カルシウム　⓭ホウレンソウ　⓮肉類　⓯水腎症

P.81……❶糸球体　❷タンパク尿　❸9割　❹糖尿病　❺タンパク尿　❻低タンパク血症　❼高脂血症　❽全身性浮腫　❾パルス療法　❿高タンパク食　⓫低タンパク食　⓬血液　⓭尿路　⓮大腸菌　⓯女性　⓰糖尿病　⓱腎不全　⓲ネフローゼ

P.82……❶尿素窒素　❷クレアチニン　❸尿酸　❹上昇　❺マグネシウム　❻低下　❼高カリウム血症　❽アシドーシス　❾グラヴィッツ　❿成人　⓫ウィルムス　⓬小児
❶～❸順不同

P.83……❶腎前性（じんぜんせい）　❷腎性　❸腎後性（じんごせい）　❹糖尿病性腎症　❺非可逆的　❻乏尿（ぼうにょう）　❼高窒素血症　❽エリスロポエチン　❾肥大　❿萎縮

7　子宮疾患

P.84……❶子宮腔以外　❷チョコレート嚢胞　❸最も多い　❹体部　❺平滑筋腫

P.85……❶子宮底　❷卵管采　❸固有卵巣索　❹腟上部　❺腟部　❻子宮頸　❼子宮頸管　❽子宮体　❾漿膜下　❿粘膜下

P.86……❶子宮頸癌　❷子宮体癌　❸扁平上皮癌　❹腺癌　❺パピローマウイルス　❻肥満　❼異形成

❽子宮内膜増殖症　❾80　❿SCJ　⓫異形成　⓬上皮内癌　⓭コルポスコープ

P.87……❶閉経後　❷腺癌　❸子宮内膜癌　❹子宮頸癌　❺子宮体癌　❻扁平上皮　❼SCJ　❽円柱上皮　❾異形成　❿上皮内癌　⓫扁平上皮癌

8　血液疾患

P.88……❶anemia　❷15±2　❸14±2　❹90±10

P.89……❶鉄欠乏性貧血　❷月経　❸消化管出血　❹急性出血　❺溶血性貧血　❻120　❼再生不良性貧血　❽汎血球減少症　❾エリスロポエチン　❿ビタミンB12　⓫悪性貧血　⓬核酸　⓭内因子　⓮胃切除

P.90……❶不可逆性　❷成人T細胞性白血病　❸ウイルス　❹白血病裂孔　❺急性転化　❻顆粒球　❼白血性　❽非白血性　❾男性　❿4：1　⓫9：1　⓬小児期　⓭中年　⓮50〜70

P.91……❶白血病裂孔　❷アウエル小体　❸フィラデルフィア染色体　❹脾腫　❺骨髄異形成症候群　❻白血病裂孔　❼急性白血病　❽慢性白血病　❾急性骨髄性白血病

P.92……❶左方移動　❷類白血病　❸フェナセチン　❹リード・ステルンベルグ　❺B細胞　❻無痛性腫脹　❼形質細胞　❽打ち抜き像　❾免疫グロブリン　❿Mタンパク

P.93……❶ベンス・ジョーンズタンパク　❷B細胞　❸抗体　❹ホジキン病　❺鏡像　❻B細胞　❼GAMDE（ガムデ）　❽Mタンパク

9　代謝性疾患

P.94……❶diabetes mellitus　❷β細胞　❸高血糖　❹ブトウ糖　❺ブトウ糖　❻グルコース　❼血糖　❽70　❾110　❿90±20　⓫陰性　⓬糖閾値　⓭75　⓮6.5　⓯mg/dL　⓰126　⓱110　⓲200　⓳2　⓴耐糖能障害

P.95……❶多尿　❷甘い　❸高い　❹たくさん　❺低い　❻たくさん　❼腎性糖尿　❽再吸収

P.96……❶妊娠糖尿病　❷IGT　❸ケトン体　❹脂肪酸　❺糖尿病性昏睡

P.97……❶若年型　❷成人型　❸若年者　❹40　❺95　❻ウイルス感染　❼インスリン抵抗性　❽肥満　❾強い　❿強い　⓫経口糖尿病治療薬

P.98……❶無痛性　❷糖尿病性糸球体硬化症　❸キンメルスティール・ウィルソン病変　❹ネフローゼ症候群　❺メサンギウム　❻細動脈　❼尿細管

P.99……❶尿酸　❷痛風結節　❸男子　❹高尿酸血症　❺プリン　❻アデニン　❼グアニン　❽7　❾

コルヒチン ❿アロプリノール ⓫ビール ⓬2 ⓭ピロリン酸カルシウム
❻・❼順不同

10 内分泌性疾患

P.100……❶導管 ❷ステロイド ❸正のフィードバック ❹負のフィードバック ❺過形成 ❻腫瘍 ❼発育不全 ❽欠損 ❾バセドウ病 ❿糖尿病
❺・❻, ❼・❽順不同

P.101……❶脳下垂体 ❷松果体 ❸甲状腺 ❹上皮小体 ❺胸腺 ❻ガストリン ❼エリスロポエチン

P.102……❶蝶形骨 ❷トルコ鞍（あん） ❸視床下部 ❹咽頭 ❺第3脳室 ❻腺性下垂体 ❼神経性下垂体 ❽神経分泌 ❾成長期 ❿成人期 ⓫満月様 ⓬抗利尿ホルモン ⓭シモンズ ⓮シーハン ⓯虚血性壊死

P.103……❶視索上核 ❷室傍核 ❸TSH ❹ACTH ❺バソプレッシン

P.104……❶女性 ❷メルゼブルグ ❸慢性甲状腺炎 ❹自己免疫 ❺先天性 ❻成人後 ❼浮腫 ❽女性 ❾未分化癌

P.105……❶未分化癌 ❷髄様癌 ❸舌骨 ❹甲状軟骨 ❺峡部 ❻気管 ❼咽頭 ❽上皮小体 ❾食道 ❿濾胞 ⓫傍濾胞 ⓬サイロキシン ⓭C ⓮カルシトニン

P.104……❶アルドステロン ❷コルチゾール ❸女性 ❹下垂体 ❺副腎皮質腺腫 ❻副腎性器 ❼アジソン病 ❽カテコールアミン ❾クロム親和性 ❿褐色細胞腫

P.107……❶神経芽細胞腫 ❷小児 ❸球状層 ❹束状層 ❺網状層 ❻アルドステロン ❼コルチゾール ❽血糖上昇 ❾血圧上昇

P.108……❶外分泌腺 ❷インスリノーマ ❸低血糖 ❹ゾリンジャー・エリソン ❺ガストリノーマ ❻消化性潰瘍 ❼膵頭部 ❽黄疸

P.109……❶ランゲルハンス島 ❷グルカゴン ❸インスリン ❹ソマトスタチン ❺進行性黄疸 ❻膵液の分泌の減少

11 脳・神経疾患

P.110……❶脳幹 ❷延髄 ❸脳梁（のうりょう） ❹視床下部 ❺呼吸中枢 ❻血管運動中枢 ❼同側 ❽運動野 ❾内包 ❿延髄錐体 ⓫錐体交叉 ⓬内包

P.111……❶脳梁 ❷第3脳室 ❸間脳 ❹中脳 ❺橋 ❻延髄 ❼脊髄 ❽小脳 ❾中心溝 ❿外側溝 ⓫錐体交叉 ⓬内包

P.112……❶脳出血 ❷脳梗塞 ❸クモ膜下出血 ❹脳梗塞 ❺高血圧 ❻内包 ❼失語症 ❽半盲 ❾脳軟化 ❿脳塞栓 ⓫脳血栓 ⓬心房細動 ⓭若い人 ⓮脳動脈硬化症
❶〜❸, ❼・❽, ❿・⓫順不同

P.113……❶硬膜 ❷クモ膜 ❸軟膜 ❹軟膜 ❺脳動脈瘤 ❻脳動静脈

奇形 ❼血性髄液 ❽クモ膜下出血 ❾クモ膜下腔 ❿内頸動脈 ⓫動脈瘤

P.114……❶黒質 ❷ドーパミン ❸安静時振戦 ❹丸剤製造様運動 ❺筋固縮 ❻無動 ❼仮面様顔貌 ❽レビ小体 ❾L-ドーパ ❿健忘期 ⓫混乱期 ⓬臥床期 ⓭老人斑 ⓮神経原線維変化 ⓯βタンパク

P.115……❶脳血管性認知症 ❷運動ニューロン疾患 ❸脊髄前角 ❹筋肉 ❺深部腱反射 ❻バビンスキー ❼球麻痺 ❽筋萎縮 ❾髄鞘 ❿中枢神経 ⓫白質 ⓬される ⓭されない ⓮末梢神経 ⓯タンパク細胞解離 ⓰感冒症状 ⓱自己抗体

P.116……❶肺癌 ❷乳癌 ❸直腸癌 ❹25 ❺不明瞭 ❻女性 ❼クモ膜顆粒 ❽明瞭 ❾シュワン細胞 ❿第8脳神経 ⓫聴神経鞘腫 ⓬難聴
❶〜❸順不同

P.117……❶83 ❷17 ❸神経膠腫 ❹髄膜腫 ❺神経鞘腫 ❻大脳半球 ❼小脳 ❽悪性度 ❾小児 ❿12

索　引

欧文索引

ACTH　106
ADH　103
ALL　91
AML　91
ATL　90
A型肝炎　72, 73
　　──ウイルス (HAV)　72
A群β型溶血性連鎖球菌　39

Borrmann分類　60
B型肝炎　72, 73
　　──ウイルス (HBV)　72
β-ヒドロキシ酪酸　96

carcinoma in situ (CIS)　86
CLL　91
CML　91
CPK　41
C型肝炎　72, 73
　　──ウイルス (HCV)　72

diabetes insipidus　95
diabetes mellitus　95
DIC　70
DNAウイルス　72

FSH　103

GH　103
GOT　41

HBs抗原とHBs抗体の関係　73

impaired glucose tolerance (IGT)　94, 96

LDH　41
LH　103

MDS　91
MSH　103
Mycobacterium tuberculosis　52

pituitary gland　102

PRL　103
PTCA　41
PTCR　41

Q波　41

RNAウイルス　72

SCJの説明　87

T波　41
　　──陰転　41
　　──増高　41

Wilson病　74

1型糖尿病　96, 97
2型糖尿病　96, 97
75g経口糖負荷試験（OGTT）　94

和文索引

■あ■

アイゼンメンジャー症候群　38
アウエル小体　91
亜急性炎症　14
悪性腫瘍　22, 27
悪性上皮性腫瘍 (癌腫)　22, 24
悪性腎硬化症　80
悪性非上皮性腫瘍 (肉腫)　22, 24
悪性リンパ腫　27, 92
アセト酢酸　96
アセトン　96
アトピー性喘息　50
アドレナリン　106, 107
アポトーシス　10
アメーバ赤痢　65
アルコール性肝障害　71
アルツハイマー病　114
アレルギー　16
　　──の分類　17
アンドロゲン　106

■い■

胃　56
　　──の筋層　56
　　──の構造　56
　　──の粘膜　56, 58
　　──の部位名　56
胃炎　58, 59
胃潰瘍　58, 59
胃癌　26, 60, 61
　　──の組織型分類　61
　　──の転移　60
異形成　86
異型度　86
医原性クッシング症候群　106
意識障害　70
萎縮　11
　　──の種類　11
異所　84
異所性ACTH分泌腫瘍　106
異所性ホルモン産生腫瘍　54, 55
イソニアジド　53
胃体部　56

――と胃底部の分泌腺　57
一次治癒　30
一過性脳虚血発作　112
印環細胞　8

■う
ウイルス性肝炎　72
ウイルス性肺炎　48
ウィルヒョウ転移　60
右室　38
右心肥大　50
右側結腸　64
右房　38

■え
壊死　10, 44
　　――組織　10
　　――の種類　10
壊死性潰瘍性炎症　65
壊疽　10, 42, 98
エタンブトール　53
エリスロポエチン　79
エリテマトーデス　81
遠位尿細管　78, 103
炎症　14, 26
　　――の症状　14
　　――の分類　14, 15
エンドトキシン　36

■お
横隔膜　56
黄色ブドウ球菌　38
黄体形成ホルモン　103
黄疸　71, 74
小川培地　53
悪寒戦慄　81
オキシトシン　103
乙型肝硬変　74

■か
外側溝　110
解剖　31
潰瘍性心内膜炎　38
潰瘍性大腸炎　64
拡張性肥大　40
過形成　12
下行性感染　81
下垂体機能亢進　102
下垂体機能低下　102
下垂体性小人症　102
下垂体前葉　102
化生　12
　　――の代表的な例　12

仮性動脈瘤　44
喀血　19, 59
褐色細胞　106
活性型ビタミンD　79
カテコールアミン　37, 106
仮面高血圧　45
カルシトニン　105
肝炎　70
陥凹型　61
肝癌　75
　　――の治療　75
眼球後退　54
眼瞼狭小　54
肝硬変　71, 74, 75
肝後性黄疸　71
肝細胞癌　75
間質性肺炎　48, 49
癌腫　22
　　――と肉腫の違い　25
　　――の分類　25
肝小葉　66
　　――内における血液と胆汁の流れ　67
　　――の構造　67
乾性壊疽　10
肝性黄疸　71
癌性腹膜炎　60
肝切除手術　75
感染性心内膜炎　38
肝臓　26, 65, 66
　　――に流入する2本の血管　67
　　――の下面　67
　　――の機能　68
　　――の構造　66
　　――の側副循環　68, 69
冠動脈　41, 42
肝動脈　66
肝動脈塞栓術　75
肝不全　20

■き
気管　46, 47, 55
気管支　46, 47, 55
気管支喘息　50
気管支肺炎　49
偽膜　45, 65
求心性肥大　40
急性胃炎　58
急性炎症　14
急性肝炎　70
急性骨髄性白血病　91
急性腎盂腎炎　81

急性腎不全　82, 83
急性白血病　90
　　――と慢性白血病の細胞パターンの比較　91
急性リンパ性白血病　91
弓部大動脈　44
境界型　96
狭心症　41, 98
胸膜　46
胸膜腔　46
虚血性心疾患　41
巨人症　102
巨赤芽球　89
巨赤芽球性貧血　89
巨大赤血球　89
ギラン・バレー症候群　115
筋萎縮性側索硬化症　115
筋繊維束性攣縮　115
キンメルスティール・ウィルソン病変　98

■く
区域気管支　47
腔水症　20
クッシング症候群　106
クッシング病　102, 106
クモ膜下出血　113
グリコーゲン　8
グリソン鞘内の管の由来　67
クルーケンベルグ転移　60
クレチン病　104
クローン病　64
　　――の肉眼所見　64

■け
形質細胞　93
　　――の由来と機能　93
形態変化　8
経腸栄養法　64
ケイ肺症　51
経皮的エタノール注入療法　75
頸部癌の進行過程　87
劇症肝炎　70
下血　19, 59
血液循環障害　18
　　――に関連した病変　18
血液pH　79
　　――の正常範囲　79
　　――の調節　79
血液・リンパ・組織液の流れ　21
結核　10, 52
　　――の検査　53
　　――の進展　52, 53

——の治療　53
　結核菌　52
　結核結節　9, 15, 52
　　——の構造　53
　血行性転移　26, 82
　　——の多い臓器　26
　血清タンパク電気泳動　92, 93
　結石　80
　結節性糸球体硬化症　98
　結腸　63
　血糖値上昇　107
　血尿　80
　ケトーシス　96
　下痢　65
　ケロイド　30
　限局性発育　61
　原発性肝細胞癌　74
　原発性脳腫瘍　116, 117
　　——の発生頻度　117

■こ
　甲型肝硬変　74
　抗癌剤　75
　高血圧症　44
　抗原抗体反応　38, 80
　抗原抗体複合物　17
　膠原線維　30
　高色素性　88
　鉱質コルチコイド　107
　膠質浸透圧　20
　恒常性　100
　甲状腺　104
　　——から分泌されるホルモン　105
　　——とその周辺　105
　　——の組織　105
　甲状腺癌　104
　　——の組織型　105
　甲状腺機能亢進　104
　甲状腺機能低下　104
　甲状腺刺激ホルモン　103
　甲状腺腫　105
　酵素　68
　拘束性肺疾患　51
　高窒素血症　82
　好中球アルカリフォスファターゼ　91
　高分化型腺癌　61
　肛門　63
　呼吸細気管支以下の構造　47
　骨髄　90
　骨髄腫　92
　骨髄性白血病　90

　コレステロール　8, 42, 68
　コン症候群　106
　根治手術　38

■さ
　細気管支　48
　細菌性心内膜炎　39
　細菌性赤痢　65
　細菌性肺炎　48
　細小動脈硬化症　42
　再生　12
　再生能力　13
　サイトメガロウイルス肺炎　48
　細胞検査士　31
　細胞診　86
　細胞診指導医　31
　左室　38
　左心室　41
　左房　38

■し
　志賀潔　65
　色素沈着　106
　子宮　84
　　——とその周辺　85
　　——の炎症　84
　　——の構造　84
　　——の増殖性病変　84
　子宮癌　86
　　——の発生する部位　87
　子宮筋腫　84, 85, 89
　子宮頸管炎　84
　子宮頸管ポリープ　84
　子宮頸癌　86
　糸球体　77, 80, 81, 83, 98
　糸球体腎炎　80
　子宮体癌　87
　子宮内膜炎　84
　子宮内膜症　84, 89
　子宮内膜増殖症　84
　子宮平滑筋　103
　シゲラ　65
　自己免疫疾患　74
　視索上核　102
　四肢切断　98
　湿性壊疽　10
　室傍核　102
　失明　98
　死の三徴候　28
　集合リンパ小節　62
　終動脈と梗塞　18
　十二指腸　56
　終末細気管支　46

　粥状動脈硬化症　42
　縮瞳　54
　出血　18, 59
　　——の分類　19
　シュニッツラー転移　60
　絨毛　62
　腫瘍　22
　　——の形態　23
　　——の組織型　26, 27
　　——の発育の形式　23
　　——の分類　22, 25
　腫瘍マーカー　75
　消化管ホルモン　101
　消化性潰瘍の深さによる分類　59
　小球性　88
　小球性低色素性貧血　88, 89
　上行性感染　81
　上行大動脈　44
　小細胞癌　54, 55
　硝子質　8
　小腸　62
　　——の粘膜の構造　62
　　——のリンパ節　62
　小児の悪性腫瘍　26, 27
　上皮性腫瘍　24
　上皮性と非上皮性の比較　23
　上皮内癌　86
　静脈　43, 74
　静脈血　18, 67
　静脈瘤　74
　小葉間静脈　67
　小葉間胆管　67
　小葉間動脈　67
　食細胞　68
　食道　56
　食道静脈瘤　74
　食道離断術　74
　食品関係者　72
　植物状態　29
　ショック　36, 37
　腎盂腎炎　81
　腎炎　80
　腎芽細胞腫　82
　腎癌　82
　心奇形 (先天性心疾患)　38
　心筋梗塞　41
　神経膠腫　116
　神経鞘腫　116
　神経線維　13
　進行胃癌のボールマン分類　61
　腎硬化症　80, 83
　進行癌　60
　人工透析　98

腎細胞癌　82
心室中隔欠損　38
滲出性炎　15
腎小体　76
腎性高血圧　44
新生児黄疸　71
腎性糖尿　95
真性動脈瘤　44
心臓　34, 50
　——の機能　34
　——の構造　34, 35
　——の弁の位置関係　39
腎臓　13, 76
　——で産生される物質　79
　——の機能　78
　——の構造　76, 77
心電図　35
　——波形の意味　34
心内膜炎　38
腎尿細管　95
腎の糖閾値の考え方　95
塵肺症　51
心肥大　40
　——の種類　40
腎不全　20, 80, 82, 83, 98
心弁膜症　39
心房性ナトリウム利尿ペプチド　101
心房中隔欠損　38
人名疾患　101

■す
髄芽細胞腫　117
膵臓　94, 100, 108
　——の組織　109
　——の部位名　109
膵臓癌　108
膵臓内分泌細胞の機能亢進　108
膵臓内分泌細胞の機能低下　108
錐体路　110, 111
膵頭部癌　108
　——の進行　109
髄膜腫　116
数的萎縮　11
ストレス　58
ストレプトマイシン　53

■せ
正球性　88
正球性正色素性貧血　88, 89
正色素性　88
星状細胞腫　117
精巣　103

成長ホルモン　103
性ホルモン　12, 107
石綿症　51
石綿小体　51
赤痢　59, 65
石灰化　42
線維成分　61
腺癌　27, 54, 55
前癌状態とそれに続発する癌　27
前癌病変　26
線条体　114
線毛円柱上皮　12
前立腺　103

■そ
総肝管　66
早期胃癌の肉眼分類　61
臓器移植　29
早期癌　60
創傷治癒　30
　——の過程　30
増殖性炎　15
臓側胸膜　46, 47
僧帽弁　39
塞栓物質　75
側副循環　19, 69

■た
第一次結核症　52
体液の循環障害　20
大気汚染　54
大球性　88
大球性貧血　88, 89
大細胞癌　54, 55
代謝障害　8, 9
体重減少　94
大腸　63
　——粘膜の構造　63
　——の構造　63
　——リンパ節　63
大腸癌　64, 65
　——のデュークス分類　65
耐糖能障害　96
大動脈　35, 38, 42
大動脈炎症候群　42
大動脈弁　39
第二次結核症　52
大葉性肺炎　49
多飲　94
高安病　42
多形性膠芽細胞腫　117
脱髄疾患　115
多尿　94

多発性硬化症　115
胆管細胞癌　75
単球性白血病　90
胆汁　66
胆汁酸　66
単純萎縮　11
　——と数的萎縮の比較　11
炭粉　46
炭粉症　51

■ち
中心溝　110
中心静脈　67
中膜　42, 44
中膜性動脈硬化症　42
腸　62
　——の構造　62
　——の粘膜　56
腸結核　64
　——の肉眼所見　64
直腸　63
直腸子宮窩　60
直腸膀胱窩　60

■つ
痛風　99
ツベルクリン反応　52, 53

■て
低色素性　88
低タンパク血症　20, 64, 98
低分化型腺癌　61
転移　26
転移性脳腫瘍　116, 117
電解質代謝　107
点状出血　19

■と
糖原病　8
糖質コルチコイド　107
糖尿病　42, 86, 94, 95, 108
　——診断基準　94
　——と尿崩症の病名の由来　95
　——の合併症　98
　——の分類と特色　96
糖尿病性壊疽　98
糖尿病性神経症　98
糖尿病性腎症　98
糖尿病性網膜症　98
動脈　18, 42
　——(中型)と静脈(中型)の比較　43
動脈炎　42

132

動脈管開存　38
動脈血　18, 67
動脈硬化(症)　8, 18, 42, 98
　　──の進行　43
動脈硬化性動脈瘤　44
動脈硬化巣　9
動脈瘤　44
　　──の分類　44, 45
特殊性炎　15
吐血　59
都市生活者　46, 51
トリオパシー　98
トリヨードサイロニン　105

■な
内視鏡的硬化療法　74
内分泌異常　100
内分泌腺　100

■に
肉腫　22, 24
二次性高血圧症の分類　45
二次治癒　30
乳頭癌　105
ニューモシスチス・カリニ肺炎　48
尿　78
　　──の排泄　78
　　──の比重検査　78
尿細管　76, 82, 83
尿酸　99
尿酸結石　80
尿糖　94
尿道　81
尿毒症　80, 82
尿崩症　95, 102
尿路感染症　98
尿路結石　80
人間の死　28
認定病理医　31

■ね
ネフローゼ症候群　81
ネフロンの構造の簡略モデル　76
粘液癌　8
粘液水腫　104

■の
脳　110
　　──の構造　110, 111
脳溢血　112
脳下垂体　102
　　──から分泌されるホルモン　103
　　──の構造　103

脳血管障害　98, 112
脳梗塞　112, 113
脳室内出血　112
脳死の判定基準　28
脳出血　112, 113
脳腫瘍　27, 116
　　──の分類　117
脳卒中　112
　　──の分類　113
脳内出血　112, 113
脳軟化　10
ノルアドレナリン　106, 107

■は
パーキンソン病　114
肺　26, 46
　　──とその周辺の器官との関係　47
　　──の構造　46, 47
肺炎　48
　　──の形態的な違い　49
　　──の分類　48
肺癌　54
　　──の組織型による比較　55
肺気腫　50
　　──の経過　50
肺結核　64
肺性心　51
　　──のメカニズム　51
肺線維症　51
肺動脈　35, 38
梅毒性動脈瘤　44
肺胞　46
肺門型と肺野型の違い　55
白衣高血圧　45
橋本病　100, 104
バセドウ病　104
ばち状指　38
白血球数の異常　92
白血性と非白血性　91
白血病　90, 91
白血病裂孔　91
バニリルマンデル酸　107
パピローマウイルス　86
バルーン　41
パンコースト型肺癌　54
　　──とホルネル症候群　54
斑状出血　19

■ひ
非アトピー性喘息　50
非A非B型肝炎　72
非感染性心内膜炎　38

非上皮性腫瘍　24
　　──のいろいろ　25
ヒスタミン拮抗薬　59
肥大　12
　　──と過形成の比較　13
　　──の種類　13
ビタミンD　79
左下葉　47
左上葉　47
非ホジキンリンパ腫　92
肥満　102
びまん性発育　61
表面陥凹型　61
表面平坦型　61
表面隆起型　61
病理学検査　31
ビリルビン　66, 71
貧血　79, 88
　　──の分類　89
頻脈　104

■ふ
ファロー四徴症　38
フィブリノーゲン　68
副腎　106
　　──とその組織　107
副腎髄質　106
　　──から分泌されるホルモン　107
副腎皮質　106
　　──から分泌されるホルモン　107
副腎皮質機能亢進　106
副腎皮質機能低下　106
副腎皮質刺激ホルモン　103
副腎皮質ステロイド　81
腹水　20, 74
腹部腫瘍　107
腹膜播種　61
浮腫　20
　　──の原因による分類　21
不正性器出血　86
ブドウ球菌　81
ブドウ糖　94
プロベネシド　99
プロラクチン　103
分化型　65
分娩後下垂体壊死　102
噴門部　56
　　──の分泌腺　57

■へ
閉塞性血栓性血管炎　42

閉塞性肺疾患　50
壁側胸膜　46, 47
ヘマトクリット値　88
ヘモグロビン濃度　88
ヘルペスウイルス　86
変質性炎　15
変性　8
　――の種類　8
変性疾患　114
便秘　65
扁平円柱上皮接合部　86
扁平上皮癌　27, 54, 55, 87

■ほ■
法医解剖　31
傍濾胞細胞　105
ホジキン病　92
補体　16, 17
ホルネル症候群　54
ホルモン　79, 100, 103, 105, 107, 109
　――産生器官　101
本態性高血圧の分類　45

■ま■
マイコプラズマ肺炎　48
末梢血　90, 91
末端肥大症　102
慢性胃炎　58
慢性炎症　14
慢性肝炎　70
慢性気管支炎　50

慢性骨髄性白血病　91
慢性腎盂腎炎　45, 81, 83
慢性腎不全　82, 83
慢性白血病　90
慢性リンパ性白血病　91

■み■
右下葉　47
右上葉　47
右中葉　47
水・電解質バランスの異常　83
密集性の炎症性ポリポーシス　64
脈なし病　42

■め■
メラニン細胞刺激ホルモン　103

■も■
盲腸　63
門脈　66, 68
門脈圧亢進　74

■ゆ■
疣贅性心内膜炎　38
幽門前庭部　56
幽門部　56
　――の分泌腺　57
輸血　9
輸血後肝炎　72

■よ■
葉気管支　47

溶血性貧血　9
溶連菌　38, 80

■ら■
ランゲルハンス島　94, 108
　――から分泌されるホルモン　109
卵胞刺激ホルモン　103

■り■
リード・ステルンベルグ細胞　93
リーベルキューン腺　62
リファンピシン　53
隆起型　61
流行性肝炎　72
良性腫瘍　22
良性上皮性腫瘍　22, 24
良性腎硬化症　80
良性非上皮性腫瘍　22, 24
緑色連鎖球菌　38
リンパ行性　52
リンパ球由来　90
リンパ系　62
リンパ性白血病　90

■れ■
レニン　79

■ろ■
濾胞癌　105
濾胞細胞　105

著者紹介

中元伊知郎（なかもと いちろう）

昭和31(1956)年　　広島県三原市に生まれる
昭和54(1979)年　　高知大学文理学部理学科化学専攻卒業
昭和60(1985)年　　大阪大学医療技術短期大学部衛生技術科卒業
　　　　　　　　　病院，検査センターに勤務
平成16(2004)年6月　医学博士（大阪大学）
　ISO9001審査員として，医療機関の認定審査を実施している．

【趣　　味】ベンチプレス
平成10(1998)年　　世界ベンチプレス選手権大会（ドイツ）障害者の部67.5kg級で優勝
平成12(2000)年　　シドニー・パラリンピックにパワーリフティング競技コーチとして
　　　　　　　　　参加

【資　　格】
臨床検査技師
労働衛生コンサルタント
作業環境測定士
ISO9001主任審査員　等

【著　　書】
自分で作る生化学ワークノート（メディカ出版）
自分で作る解剖生理学ワークノート（メディカ出版）
改訂4版 臨床栄養ディクショナリー（メディカ出版，分担執筆）

本書は『改訂2版　自分で作る 病理学ワークノート』を改題・加筆し，改訂したものです．

改訂3版　自分で作る 病態生理学ワークノート
2000年7月5日発行　第1版第1刷
2004年9月30日発行　第2版第1刷
2011年4月5日発行　第3版第1刷
2019年3月10日発行　第3版第3刷

著　者　中元 伊知郎
発行者　長谷川 素美
発行所　株式会社メディカ出版
　　　　〒532-8588
　　　　大阪市淀川区宮原3-4-30
　　　　ニッセイ新大阪ビル16F
　　　　https://www.medica.co.jp/
編集担当　宇田 望
編集協力　桃夭舎 高瀬桃子
装　幀　株式会社くとうてん
本文イラスト　アルタルボス
印刷・製本　株式会社NPCコーポレーション

© Ichiro NAKAMOTO, 2011

本書の複製権・翻訳権・翻案権・上映権・譲渡権・公衆送信権（送信可能化権を含む）は，(株)メディカ出版が保有します．

ISBN978-4-8404-3671-7　　　　　　　　　　　　　　Printed and bound in Japan

当社出版物に関する各種お問い合わせ先（受付時間：平日9：00～17：00）
●編集内容については，編集局 06-6398-5048
●ご注文・不良品（乱丁・落丁）については，お客様センター 0120-276-591
●付属のCD-ROM，DVD，ダウンロードの動作不具合などについては，デジタル助っ人サービス 0120-276-592